척추·관절 도침치료가 정답이다

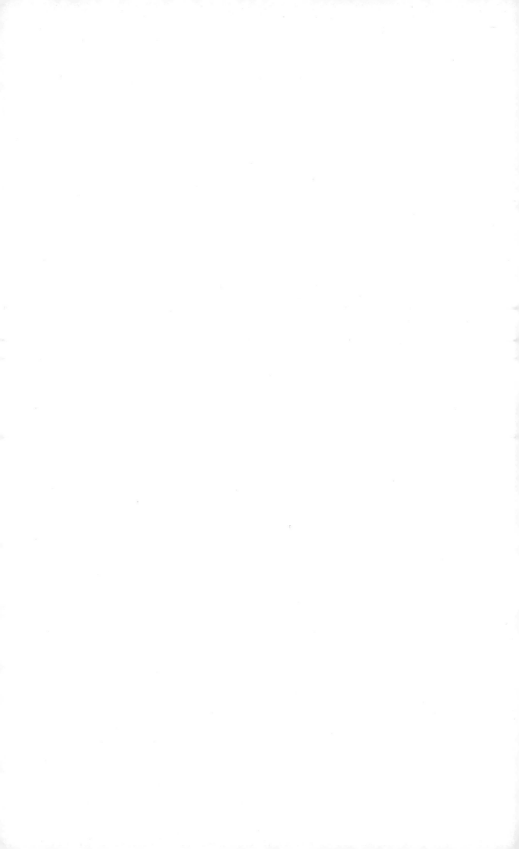

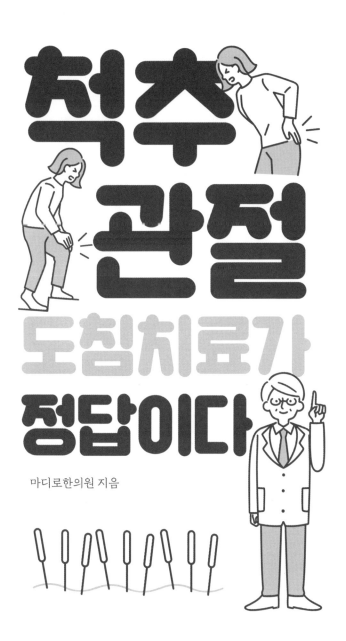

척추관절
도침치료가
정답이다

마디로한의원 지음

BOOK AGIT

유착을 치료하는 도침요법!
척추관절치료의 미래입니다

한의사는 침을 놓으면서 다양한 환자를 만나게 되는데요, 그중 대부분은 허리나 무릎에 통증을 호소하는 근골격계질환을 앓고 있습니다. 한의사인 저는 자연스레 근골격계질환에 관심이 많아졌고, 의사로서 이 질환에 집중해 환자를 잘 치료하는 길을 가기로 마음먹었습니다. 그때부터 다양한 책과 자료를 파고들며 열심히 공부했지만 근골격계질환 치료는 만만치 않았습니다. 증상이 호전돼 환자 자신이 만족할 만한 치료 효과를 보는 일이 결코 쉽지 않았어요. 근골격계질환 중에서도 치료가 가장 어려운 것은 고령 환자의 허리협착증과 무릎관절염이었습니다. 이 케이스의 환자를 만나면 힘든 숙제를 받아든 듯한 부담감을 느끼곤 했지요.

　그러다 우연한 기회를 통해 도침요법에 대해 연구하신 훌륭한 교수님 한 분을 뵙게 됐습니다. 50의 나이에 새로운 기술을 연구하며 수많은 난치성 근골격계질환을 치료 중이었습니다. 저는 그분께 도침요법을 배운 뒤 실제 환자 치료에 적용해보았습니다. 그런데 놀라운 일이 벌어졌지요. 도침치료를 받은 몇몇 환자에게서 그동안 치료하기가 너무나 어려웠던 통증들이 즉각적으로 줄어드는 효과가 나타난 것입니다. 도침요법이 처음 효과를 보인 날이 간격과 감동은 지금도 잊히지 않습니다. 이후 긍정적인 치료 사례가 쌓이면서 환자를 진료하는 것이 너무나 즐거워졌습니다. 무엇보다 노인뿐 아니라 젊은이들의 건강까지 해치는 허리협착증과 무릎관절염 치료에 도움을 줄 수 있다는 사실이 한의사로서 커다란 보람을 느끼게 했습니다.

　대체 도침이 뭐길래, 도침요법이 왜 이처럼 빠른 효과를 보이는지 궁금하실 겁니다.

　그 이유는 바로 침 끝의 모양에 있습니다. 일반 침은 침 끝이 바늘 모양인 데 비해 도침은 침 끝이 미세한 '칼날' 모양으로, 이 칼날 모양이 굳은 근육과 인대를 즉각 풀어주는 작용을 합니다.

　예를 들어보겠습니다. 오래된 만성근골격계질환의 경우 염증이 반복적으로 발생하면서 근육과 인대가 딱딱하게 굳는 유착 상태에 놓이는데요, 이렇게 되면 근육과 인대가 뼈의 골막을 잡아당겨 통증이 발생합니다. 대표적으로 목, 허리, 무릎 등의 척추관절은 여러 근육과 인대가 다양한 방향에서 잡아당기며 복잡한 움직임을 수행하는 기관입니다. 따라서 특정 근육과 인대가 굳어 있으면, 즉 유착돼 있으면 척추관절의 움직임 과정이 효율적으로 진행되지 못해 전체적인 정렬이 틀어지고 퇴행도 빨라집니다. 특히 최초의 유착이 잘 해결되지 않을 경우 척추관절에 안 좋은 힘이 쌓이면서 난치성척추관절질환으로 발전합니다. 바로 이때 도침으로 유착을 풀어주면 뼈의 골막을 잡아당기던 통증은 물론 인체를 틀어지게 만들던 안 좋은 힘도 함께 사라져 척추 건강을 되찾게 됩니다.

이처럼 긍정적인 결과를 보여주는 도침의 효과에 감탄하며, 오래된 척추관절질환의 원인인 유착을 신나게 치료했습니다. 그런데 얼마 지나지 않아 새로운 벽이 나타났습니다. 일부 환자의 경우 도침치료를 받았음에도 허리협착증과 무릎관절염의 치료 효과가 미비했고, 도침치료 후 증상이 재발해 다시 병원을 찾아온 환자도 있었습니다. 그때부터 어떻게 하면 도침치료만으로는 잘 개선되지 않는 허리협착증 등 난치성척추관절질환까지 치료할 수 있을까, 하는 고민이 시작됐습니다.

그러던 중 2020년을 기점으로 코로나바이러스감염증-19(이하 '코로나19') 팬데믹이 이어지면서 자연스레 병원을 찾는 환자가 줄고 개인 약속도 줄어 남는 시간이 많아졌습니다. 못다 한 숙제를 마무리할 수 있는 기회라 여기고 척추관절에 관한 책과 유튜브, 《동의보감》 등을 보며 집중적으로 파고들었습니다. 거의 8년간 매일 100명에 가까운 환자를 도침으로 치료한 경험이 쌓인 후 다시 관련 공부를 하니 이전에 봤던 내용도 훨씬 더 깊이 이해가 됐습니다. 특히 《동의보감》 등 전통 한의학을 공부하며 '내가 치료하려고 노력했던 척추관절질환은 결국 척추관절만의 문제가 아닌 내과적 문제이며 그것이 척추관절로 드러난 것이구나.'라는 깨달음을 얻었습니다. 《동의보감》이 강조하는 '오장육부'를 그저 옛 이론으로 치부하기에는 그 안에 담긴 치료의 지혜가 놀라웠습니다. 다시 공부를 하면서 그동안 도침만으로는 낫지 않았거나 반복적으로 재발했던 환자들에게 《동의보감》에 기반한 한약 처방을 병행하며 치료를 진행했습니다.

도침과 한약을 병행하니 허리협착증과 무릎관절염은 물론이고 오장육부 중 간과 관련이 많은 어깨통증, 소화기와 관련이 많은 테니스엘보, 심장의 혈류순환기능이 떨어진 손저림증 등등 다양한 척추관절질환이 보다 효과적으로 치료됐습니다. 또한 노화로 인해 뼈가 약해져 허리통증이 심한 환자, 다리가 새 다리처럼 가늘어지는 만성무릎관절염 환자도 도침만 썼을 때보다 더욱 효과적인 치료가 가능했습니다. 이를 보며 도침과 한약을 병행하면 정말 좋은 치료법이 되겠다는 믿음이 생겼습니다.

그리고 이 좋은 도침치료와 한의학을 많은 사람들에게 알리고 싶다는 마음으로 책을 썼습니다. 부디 많은 분들이 이 책을 통해 100세 시대에 맞는 건강한 척추관절을 유지했으면 하는 바람입니다.

마지막으로 평생을 바쳐 연구한 도침요법을 제자에게 아낌없이 가르쳐주셨던 스승님께, 그리고 한의학을 보다 깊이 이해할 수 있도록 값진 도움을 주신 선배님들께도 깊은 감사를 드립니다. 저 역시도 누군가에게 도움이 될 수 있도록 도침치료와 한의학을 더욱더 부지런히 공부하고 널리 알려가겠습니다.

마디로한의원 대표원장 손영훈

차례

들어가며 유착을 치료하는 도침요법! 척추관절치료의 미래입니다   004

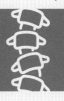

INTRO
만인의 괴로움 만성척추관절질환, 원인이 무엇일까요?

- 만성척추관절질환의 원인은 유착입니다   017

- 도침은 고대 칼 모양의 침에서 유래했습니다   024

- 해외 의사들도 그 효과를 인정해 배워가는 도침요법   029

CHAPTER 1
허리협착증의 도침치료

1 허리협착증 이해하기

1) 허리협착증은 약해진 허리를 지키기 위한 우리 몸의 생존전략입니다   **036**

2) 척추관협착증은 왜 발생할까요?   **042**

3) 최근 증가하는 여러분절협착증에 적합한 치료는 무엇일까요?   **047**

4) 당신도 일자허리? 허리에도 관상이 있어요   **051**

5) 굽은 허리도 펼 수 있나요?   **058**

6) 밤에 쥐가 많이 나는데 허리협착증과 관련이 있을까요?   **062**

7) 허리협착증은 MRI 결과만이 아니라 증상에 따라 구분해야 합니다   **067**

8) 허리협착증은 증상에 따라 3가지 유형으로 구분합니다   **070**

9) 결국 허리협착증 치료를 위해서는 뼈를 튼튼히 해야 합니다   **076**

10) 허리협착증 시술이 부담됩니다   **081**

11) 방법이 수술밖에 없답니다   **087**

2 도침으로 치료하기

1) 스테로이드보다 좋은 도침요법   **094**

2) 도침요법으로 치료하는 허리부위의 주요 인대들   **101**

3) 척추수술 후 통증관리에도 도침요법이 좋습니다   **107**

4) 고령자의 척추관협착증은 10종 요통 중 '신허요통'과 비슷합니다   **113**

5) 허리가 무겁게 아픈 '담음요통', 끊어질 듯 아픈 '습열요통'   **117**

6) 그 외의 10종 요통들_한약이 꼭 필요한 협착증 유형   121

7) 척추관협착증이 있다면 지켜야 할 생활자세 10가지   126

8) 허리협착증을 관리하는 '매켄지 신전운동'과 '코어운동'   132

9) 태극권에서 찾은 허리협착증을 위한 자세   138

10) 허리협착증도 음식이 중요합니다   141

11) 운동과 음식 외에 중요한 생활습관   144

CHAPTER 2
무릎관절염의 도침치료

Ⅰ 무릎관절염 이해하기

1) 무릎을 잘 관리하려면 연골에 대한 집착을 버려야 합니다   153

2) 연골 말고, 무릎관절염의 또 다른 원인은 유착입니다   156

3) 50대 여성은 특히 무릎관절 건강에 신경 써야 합니다   161

4) 젊은 무릎관절도 비상입니다   164

5) 내과적 요인도 무릎관절염에 영향을 미칩니다   169

6) 소화기가 좋지 않은 환자는 무릎관절염 치료가 더욱 어렵습니다   173

7) 근육이 빠지는 무릎관절염은 특별한 관리가 필요합니다   177

8) 연골주사를 맞는데도 무릎관절염이 낫지 않습니다   182

9) 무릎관절염엔 꼭 인공관절치환술을 받아야 할까요?   187

10) 비수술 도침치료가 늘어날 수밖에 없는 이유 2가지   193

2 도침으로 치료하기

1) 미국류마티스학회도 권하는 침치료   **199**

2) 무릎관절염 치료의 대표주자가 될 도침치료   **204**

3) 무릎관절 각도를 개선하세요   **211**

4) 무릎관절염의 퇴행을 막는 데 골밀도 강화는 매우 중요합니다   **215**

5) 《동의보감》이 추천하는 무릎관절염에 좋은 음식   **218**

6) 무릎관절염에 좋은 운동   **221**

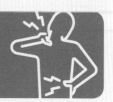

CHAPTER 3
도침요법으로 치료하는 기타 척추관절질환

1 원인도 부위도 다양한 허리 통증

1) 젊을 때부터 나타나는 만성허리통증   **233**

2) 예비 협착증과 허리디스크에는 도침치료가 좋습니다   **239**

3) 디스크를 이겨내는 건강한 허리를 만드는 것이 중요합니다   **245**

4) '끊어질 듯한' 허리통증, 척추전방전위증   **250**

5) 퇴행성척추전방위증의 도침치료   **254**

6) 강직성척추염은 '평생치료'가 필요합니다   **259**

7) 도침요법은 강직성척추염의 관절강직을 해결합니다   **263**

8) 압박골절이 회복됐는데도 통증이 있다면 도침치료를 받아보세요   **267**

9) 척추가 휘어가는 중고등학생의 측만증에도 도침치료가 좋습니다   **270**

2 젊을 때 앓기 쉬운 목디스크

1) 10대부터 시작되는 목디스크, 피할 수 없는 스마트폰 부작용   **276**

2) 목디스크에 효과적인 도침치료   **281**

3) 일자목이 원인인 경추성두통   **286**

4) 오십견에도 도침치료가 도움이 됩니다   **289**

5) 충돌증후군을 치료하면 어깨통증이 호전됩니다   **294**

6) 오래된 테니스엘보와 골프엘보도 치료해야 합니다   **299**

3 우리 몸의 이동 동력 골반과 다리

1) 대퇴골두무혈성괴사   **304**

2) 족저근막염   **313**

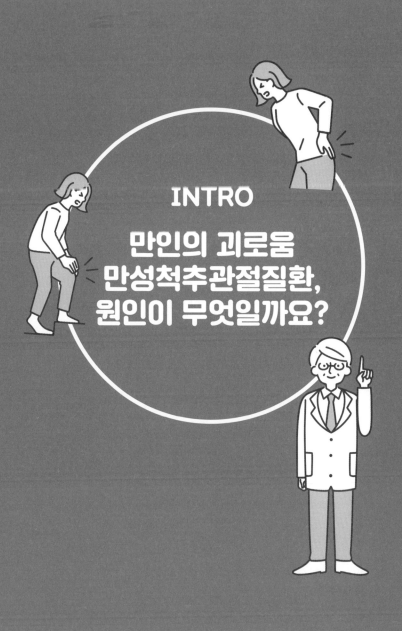

INTRO

만인의 괴로움
만성척추관절질환,
원인이 무엇일까요?

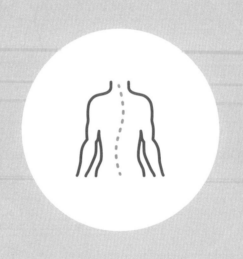

만성척추관절질환의
원인은 유착입니다

　도침요법으로 치료를 시작한 후 많은 환자들이 먼저 도침치료를 받은 지인의 소개를 통해 본원을 찾았습니다. 저를 만나고 대부분의 환자들이 하는 첫 질문은 "도대체 도침요법이 뭐예요?"입니다. 그리고 도침요법으로 통증이 치료되는 원리도 궁금해합니다. 그러면 저는 도침은 고대의 침이 현대화된 형태로, 통증은 유착에서 발생하기 때문에 끝이 미세한 칼날 모양인 도침으로 유착을 풀어내면 즉시 호전되는 경우가 많다고 설명합니다. 그럼에도 환자가 갖는 생소함과 의구심은 쉽게 사라지지 않다가 이후 치료실로 안내되어 실제 도침치료를 받고 나서는 도침이 이렇게 효과가 좋으냐며 깜짝 놀랍니다. 도침에 진통물질이 묻어 있느냐고 묻는 환자도 있었습니다.

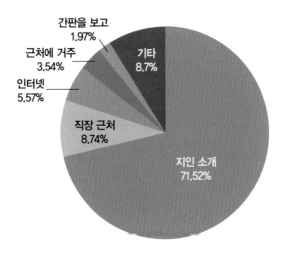

간판을 보고
1.97%

근처에 거주
3.54%

인터넷
5.57%

직장 근처
8.74%

기타
8.7%

지인 소개
71.52%

많은 환자들이 먼저 도침치료를 받은 지인이 소개로 본원을 찾는다

요즘은 만성근골격계질환 시대라는 생각이 듭니다. 그도 그럴 것이, 고령화로 인해 허리협착증과 무릎관절염 환자가 급격히 증가했고, 스마트폰의 등장으로 인해 일자목 변형과 목디스크 환자도 너무나 많아졌습니다. 한의원에서 진료를 하다 보면 세상에 아픈 사람이 이렇게 많구나, 생각하게 됩니다. 만성근골격계질환은 세월과 습관이 누적되어 생기는 병으로, 심한 통증을 동반합니다. 견디기 힘든 통증, 한마디로 질환이 있음을 직접적으로 드러내주는 통증은 대체 왜 생기는 걸까요? 통증에 대한 이해를 돕기 위해 통증의 원인은 무엇인지부터 살펴보겠습니다.

통증을 일으키는 대표적 원인을 꼽으라면 염증과 유착을 들 수 있습니다. 외부의 충격이나 과다한 사용 등으로 인해 우리 몸에 이상이 생기면 치유하기 위해 몸 안에서 염증반응이 일어나게 되고 이것이 통증을 유발합니다. 특히 염증이 반복적으로 특정부위에 나타나면 근육과 인대 등의 조직에 변성이 일어납니다. 이렇게 되면 조직 자체가 딱딱하게 굳어지는데 이것을 유착이라 합니다. 즉 발생한 지 얼마 되지 않은 통증은 염증으로 인한 경우가 많고, 오래된 통증은 유착으로 인한 경우가 많습니다. 염증이 잘 치료되지 않아도 유착으로 발전하기 쉽고, 혈액순환 능력이 저하되는 등 내과적 상태가 좋지 않으면 더더욱 유착이 쉽게 생깁니다.

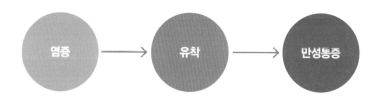

허리통증을 예로 들어보겠습니다. 평소 건강하던 사람이 어느 날 무거운 물건을 들다가 허리에 통증을 느끼는 일이 생깁니다. 이때 대부분은 조금만 휴식을 취해도 통증이 사라집니다. 바로 개선되지 않을 경우 물리치료나 가벼운 침치료만으로도 나을 수 있고요. 이런 급성통증 상태를 '염증 상태'라고 합니다. 그런데 같은 상황에서 잠깐의 휴식이나 치료를 하지 못하고 계속 허리를 사용했을 경우는 어떨까요? 그러면 통증이 반복되는 것은 물론이고 염증이 생겼다 가라앉는 과정까지 반복되다가 조직 자체가 딱딱해지는 유착이 발생합니다. 유착이 발생하면 허리부위에 은근한 통증이 지속되는데, 이럴 경우 허리통증은 잘 낫지를 않습니다. X-ray도 찍어보고 MRI도 찍어보지만 의사는 큰 이상은 없다고 말하죠. 이때부터는 은근한 통증을 친구 삼아 살게 됩니다. 이렇게 만성적인 통증이 생기면 조그만 동작에도 새로운 허리통증을 느끼게 되는데요, 이는 이미 유착이 있는 상태여서 척추의 정렬이 틀어져 보다 쉽게 염증이 발생하기 때문입니다. 새로운 허리통증은 염증에서 비롯된 격렬한 통증 양상을 보이는데, 이때부터 은근한 허리통증과 격렬한 허리통증을 반복적으로 겪으며 일상생활을 하게 됩니다. 허리가 아프다 보니 자신감이 떨어지고 마음은 우울해집니다. 허리의 문제가 마음의 문제로까지 이어져 스트레스로 나타나는 것이죠. 스트레스는 다시 허리로 가는 혈관을 좁히게 되고 혈관이 좁아지면 영양 공급이 제대로 이뤄지지 않아 허리의 퇴행과 노화를 재촉합니다.

만성허리통증을 앓는 사람 대부분은 위와 같은 패턴으로 증상이 진행됩니다. 이런 악순환을 끊고 건강한 허리를 만들기 위해서는 반드시 유착을 치료해줘야 합니다. 앞에서 이야기했듯 유착은 조직이 딱딱하게 굳어 있는 상태이기 때문에 칼날 모양인 도침으로 조직을 살짝 풀어주면 쉽게 치료될 수 있습니다. 도침으로 풀어진 조직은 인체의 재생능력에 의해 다시 정상조직으로 회복되어 건강한 척추를 만들어갑니다.

다시 한번 정리하면 유착을 치료해주지 않을 경우 척추는 병들어버리고 맙니다. 유착으로 인한 만성허리통증, 만성척추관절질환을 치료하는 데 도침요법은 너무나 중요한 역할을 하고 있습니다.

그동안은 유착 치료를 상대적으로 등한시한 것이 사실입니다. 여기에는 여러 이유가 있겠지만 가장 큰 이유는 바로 유착이 X-ray, MRI, 초음파 등의 진단기기로 잘 발견되지 않는다는 점입니다. 설령 유착을 발견한다 하더라도 유착을 해결할 만한 도구가 마땅치 않다는 점 역시 문제입니다. 유착을 해결하기 위해 근육과 인대 등의 조직을 지나치게 절개할 경우 그 과정에서 칼날에 손이 베이면 흉터가 생기듯 새로운 유착이 생겨납니다. 또한 바늘 모양의 침으로는 근육과 인대를 자극하는 것은 가능하지만 유착을 풀어주는 것은 바늘 모양의 침 구조상 어렵습니다. 최근 체외충격파라는 치료법이 널리 쓰이고 있는데, 인체 외부에서 충격과 진동을 가해 내부의 유착된 조직을 풀어주는 원리입니다. 실제 유착을 풀어주는 효과는 있지만 도침을 써서 피부 속으로 들어가 해당 조직을 풀어주는 것보다는 효과가 덜하다는 것이 제 생각입니다.

기존 치료만으로 잘 해결되지 않는 만성척추관절질환에 도침을 활용한 유착치료를 시행하면 매우 큰 효과가 있습니다. 단, 이를 위해서는 유착된 부위를 정확히 찾아내야 하고 동시에 환자의 증상, 영상소견 등을 종합하는 날카로운 눈이 필요합니다. 또한 유착이 손끝에서 어떤 느낌인가를 알 수 있도록 반복적 연습을 통해 손에 익혀가는 과정이 필요하며 환자가 호소하는 증상이 해결되도록 적당히 유착을 풀어주는 세심한 강도 조절도 필요합니다.

유착을 정확히 진단하고 적절하게 치료하면 그 효과는 실로 놀랍습니다. 허리통증 외에도 유착으로 인한 다음과 같은 질환들의 치료가 보다 쉬워집니다.

- 일자목 변형으로 인한 어깨결림

- 목이 뻣뻣해지며 시작되는 두통

- 날개뼈까지 이어지는 목통증

- 어깨를 움직일 때마다 나타나는 통증과 딸깍거리는 소리

- 딱딱하게 굳어 움직여지지 않는 어깨

- 만성팔꿈치통증

- 인대가 딱딱해져 신경과 혈관을 눌러 나타나는 손저림

- 손가락을 움직일 때마다 나타나는 통증

- 아침에 유난히 뻣뻣한 허리통증

- 만성허리디스크

- 허리협착증

- 고관절통증

- 무릎통증

- 발바닥에 생기는 족저근막염 등등

위의 통증 모두 유착과 매우 관련이 깊습니다.

"유착으로 발전한 무릎통증에 도침이 효과적이었어요"

한 환자가 무릎관절염으로 내원했습니다. 평소 소화기질환과 이유를 알 수 없는 기침 증상으로 힘들어하다가 이를 체질침으로 치료한 경험이 있다며 한의학에 많은 관심을 보였습니다. 본원을 찾기 전, 환자는 무릎통증 치료에도 체질침을 시도해봤으나 이전과는 달리 쉽게 해결되지 않고 고질병으로 남았다고 했습니다.

무릎이 아프기 시작한 것은 3년 전으로 초기에는 잠깐 아프다가 통증이 사라졌고, 그 이후에도 몇 차례 통증이 나타나면 주사치료나 침치료로 거의 해결됐습니다. 하지만 3개월 전부터는 계단을 내려갈 때마다 시큰거리는 통증이 나타났고, 이에 본원의 도침요법에 대한 소문을 듣고 도침치료를 받기 위해 내원했다고 했습니다.

상담해보니 3년 전 처음 발생한 무릎통증은 무릎에 생긴 염증이 원인이었습니다. 염증은 치료를 하면 금세 나을 수 있습니다. 하지만 환자는 당뇨전단계로 몸 안의 회복능력이 떨어져 있었고, 그렇다 보니 염증이 지속적으로 반복될 수밖에 없었습니다. 결국 3개월 전부터는 반복되던 염증이 유착으로 발전해 계단을 내려갈 때마다 지속적인 통증이 발생하게 된 것입니다. 이렇게 유착으로 병이 발전하면 여러 가지 치료법을 써봐도 효과가 없는 경우가 많습니다.

본원의 진단 결과 무릎 내측에 위치한 내측측부인대 부위에 유착이 있었고 도침으로 이를 치료했습니다. 다음에 내원한 환자는 계단을 내려갈 때마다 나타나던 통증이 사라졌다며 도침의 효과를 극찬했습니다.

이 환자의 경우처럼 정말 많은 환자들이 초기에는 염증으로 시작해서 결국 유착으로 이어지는 척추관절질환의 변화 과정을 겪습니다. 도침요법은 특히 이 유착을 해결하는 데 적합한 만큼 고질적인 질환을 하루빨리 치료하는 데 큰 도움이 될 것입니다.

도침은 고대 칼 모양의
침에서 유래했습니다

도침이 언제 어디서 생겨나 어떻게 쓰이던 것인지 그 유래를 먼저 알아보겠습니다.

대부분 침이라고 하면 끝이 바늘 모양으로 생긴 것을 떠올리는데요, 이렇게 생긴 침을 호침이라 부릅니다. 그런데 고대에는 침이 한 가지 모양만 있지 않았습니다. 중국의 오래된 한의학 책인 《침구대성》에 보면 9가지의 침 모양이 기록되어 있습니다. 그중 피침, 봉침이라 하여 끝이 칼 모양으로 생긴 침이 나오는데 이것이 도침의 조상이라고 생각하면 됩니다.

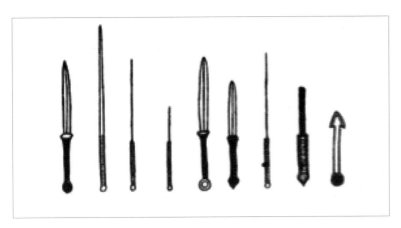

중국 한의학 책 《침구대성》에 나오는 9가지 모양의 다양한 침. 이를 잘 복원하는 것이 현대 한의사의 사명이라고 생각한다.

조선시대 도침의 대가인 백광현에 관한 기록을 보면 재미있는 내용이 있습니다. 백광현은 말을 치료하는 마의(馬醫)에서 출발하여 의술로 어의에까지 오른 입지전적 인물입니다. 2012년에 방영됐던 드라마 〈마의〉의 주인공이기도 합니다.

조선시대에는 유독 종기가 유행했습니다. 왕까지도 종기로 목숨을 잃을 정도로 종기는 사회적 난제였습니다. 특히나 일반 백성은 고가의 약재를 구하기가 어려워 피침, 봉침 등 다양한 모양의 침으로 종기를 째는 치료가 성행했습니다. 자연스레 여러 모양의 침을 활용한 침기술이 발전했고 침으로 종기를 치료하는 명의도 탄생했습니다. 이중 유명했던 분이 백광현으로, 그의 의술은 널리 청나라에까지 퍼질 정도였습니다. 기록에 따르면 청나라 사신이 조선을 찾아와 백광현에게 치료를 받는데, 백광현이 침을 쭉 펼치자 이런 모양의 침도 있느냐며 놀라는 대목이 있습니다. 지금으로 치면 의료관광으로, 다양한 침도구와 기술만큼은 청나라보다 조선에서 더욱 발전했음을 알 수 있습니다. 이렇듯 여러 가지 침기술, 그중에서도 칼 모양 침인 피침과 봉침은 조선시대에 유행하던 종기를 다스리면서 크게 꽃을 피웠습니다.

그러나 조선에 서양의학과 항생제가 들어오고 이를 통해 종기가 좀 더 쉽게 치료되면서 피침과 봉침은 쇠퇴합니다. 특히 일제강점기에 한의사 제도가 사라지고 일본식 호침을 쓰는 것으로 침문화마저 획일화되면서 조선시대에 꽃을 피웠던 다양한 침기술 역시 쇠퇴의 길로 들어서게 됩니다. 내과적 질환을 담당하던 한약처방 등은 기록으로도 전수가 가능하지만 침기술 등은 기록 전수가 매우 어렵고 도제식 교육을 통해 사람으로 이어지는 경우가 많았습니다. 그렇다 보니 어떤 한의학 기술보다도 맥이 끊기기가 쉬웠지요. 이후 우리나라에서 구침부터 발전된 도침요법이 긴 침체기를 겪는 동안, 중국에서는 주한장이라는 중의사에 의해 도침요법과 비슷한 치료법이 침도요법이라는 이름으로 불리며 크게 발전하기 시작했습니다. 주한장은 만성척추관절질환의 원인인 유착을 침도요법을 통해 치료했는데 그 효과가 뛰어나 많은 사람들에 의해 널리 소문이 났습니다. 특히 중국 공산당의 실력자가 침도요법으로 치료받은 것을 계기로 중국정부의 지원이 시작됐다고 합니다. 중국에서는 침도요법에 '중의특색치료', '새로운 중국의학'이라는 이름을 붙여가며 국가적으로 지원을 했습니다. 침도요법 연수를 위해 중국을 방문했을 때 마침 주한장을 기리는 추모행사가 진행되는 것을 보았습니다. 주한장을 기리는 병원과 추모 공원도 있을 정도로 침도요법은 중국정부의 전폭적 지원을 받았습니다. 그 결과 2005년 통계에 따르면 하루에 침도치료를 받는 환자 수가 360만 명에 이를 정도로 중국의 침도요법은 크게 대중화됐습니다.

이러한 중국 침도요법의 발전은 우리나라 한의사들을 크게 자극했고, 1990년대 이후 학회를 결성하고 도침요법 연구를 본격적으로 시작하는 계기가 됐습니다. 대학병원과 일반 한의원들에서 도침요법 사용이 늘어나기 시작했고, 일부는 중국 현지로 건너가 침도요법과 교류하기도 했습니다. 이렇게 20여 년 동안 이어진 노력의 결과 현재는 많은 한의사들이 도침요법을 사용하고 있으며, 그 수준도 중국을 능가할 정도로 발전했습니다. 최근 들어서는 도침요법을 주제로 한 연구논문도 다수 발표되고 있으며, 이제는 세계시장을 두고 중국과 경쟁하는 구도입니다.

아직까지는 침도요법과 도침요법이 시작단계에 머물러 있지만, 연구와 실전이 한창 진행 중인 만큼 조만간 폭발적인 발전을 할 것으로 기대해도 좋을 듯합니다. 고령화로 인해 기존요법으로는 치료가 어려운 환자가 늘어나고 있는 것도 폭발적인 도침요법 발전의 큰 계기로 볼 수 있겠지요.

척추관협착증을 예로 들면 고령화에 따라 척추 한 곳만 협착이 생기는 한분절협착증보다 척추 여러 곳에 협착이 생기는 여러분절협착중이 늘어나고 있습니다. 한분절협착은 그 부분만 수술해도 되는데 여러분절협착으로 진행되면 기존방식으로는 치료가 어렵습니다. 또한 척추수술을 하면 오히려 수술한 주변의 척추분절에 협착이 생겨 여러분절협착으로 더욱 빠르게 퇴행이 진행됩니다. 조선시대에 크게 유행했던 종기 때문에 도침요법이 발전한 것처럼 기존의 치료법만으로는 치료가 어려운 만성척추관절질환이 증가하고 있는 지금 역시 도침요법이 크게 발전할 것입니다. 특히 고령화로 인한 만성척추관절질환의 증가는 전 세계적 흐름인 만큼 한국의 도침요법이 세계인의 만성척추관절질환을 치료하는 대안이 되도록 노력해야 할 때입니다. 조선시대에 청나라 사신이 의료관광을 왔을 정도로 꽃피었던 우리의 도침술이 21세기에도 다시 한번 재현될 수 있다고 굳게 믿습니다.

대한침구의학회지 제30권 제4호 (2013년 9월) : 175-180
The Acupuncture Vol. 30 No. 4 September 2013 : 175-180
pISSN 1229-1137 eISSN 2287-7797
http://dx.doi.org/10.13045/acupunct.2013034

Original Article

도침술의 시대적 고찰을 위한 문헌조사연구

손영훈[1], 윤상훈[2], 육동열[3], 성인수[3], 김민정[3], 홍권의[3,*]

[1]당진시 보건소
[2]김제시 보건소
[3]대전대학교 부속대전한방병원 침구의학과

[Abstract]
Research Literature for Periodical Consideration about *Dochim*

Young Hun Son[1], Sang Hun Yoon[2], Dong Il Yuk[3], In Su Sung[3],
Min Jung Kim[2] and Kwon Eui Hong[3,*]

〈도침술의 시대적 고찰을 위한 문헌조사연구〉
: 도침요법에 관한 역사연구 논문이다. 다양한 서적에서 도침요법과 관련된 치료기록을 찾아가며 연구했고, 이를 통해 고대 구침에서부터 발전한 도침술의 역사를 일목요연하게 정리한 후 논문으로 발표했다. 이 논문은 그 노력을 인정받아 대한침구의학회지에 실렸다.

척추·관절 도침치료가 정답이다

해외 의사들도 그 효과를
인정해 배워가는 도침요법

2018년 우즈베키스탄에서 신경과의사이며 페르가나 의과대학 교수인 울마소프 지크릴로 아비도비치가 도침요법을 배우기 위해 찾아왔습니다. 지크릴로 교수는 본 한의원 근처에 숙소를 잡고 한 달간 머물며 매일을 본원에 출근해 도침요법을 배웠습니다. 그는 제가 대한한의약해외의료봉사단으로 우즈베키스탄에 가서 의료봉사와 도침요법 교육을 진행할 때 참가해 처음 도침을 접했습니다. 그때 도침요법으로 허리디스크 환자를 척척 일으켜 세우는 것을 보면서 크게 감명받았다고 합니다. 봉사단이 떠날 때 침술을 배우러 꼭 한국에 오겠다고 했는데, 이를 실행에 옮긴 것입니다. 한 달 동안 지크릴로 교수에게 도침요법에 대해 알려주면서 그의 열정과 끈기에 감동했습니다.

그렇게 열심히 도침요법을 배우고 고국으로 돌아가 환자 치료에

온 힘을 기울이더니 마침내 2021년 5월 우즈베키스탄 현지에 도침치료 병원을 개원하기에 이르렀습니다. 뿌듯하게도 병원에는 우즈베키스탄 국기와 함께 태극기가 나란히 걸렸습니다.

저는 대한한의약해외의료봉사단의 부단장을 맡고 있습니다. 수년 동안 우즈베키스탄뿐 아니라 필리핀, 방글라데시로 의료봉사를 다녀왔고 해외 의료진에 대한 교육도 여러 차례 진행했습니다. 해외를 다니면서 한국의 도침요법과 한의학이 필요한 해외 국가들이 너무나도 많다는 생각을 수없이 했습니다. 도침요법을 통해 지속적으로 해외와 교류한다면 제2, 제3의 지크릴로 교수가 각 나라에서 나타날 것이고 마치 태권도처럼 전 세계에 퍼질 수도 있겠다는 상상을 하게 됩니다.

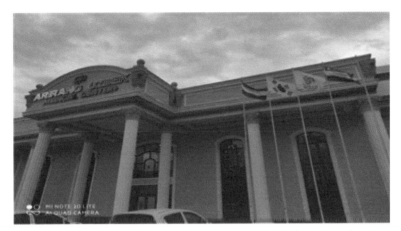

우즈베키스탄 페르가나의 아리랑우즈벡클리닉. 태극기와 함께 아리랑한의원(필자가 당시 운영하던 한의원)의 깃발이 걸려 있다.

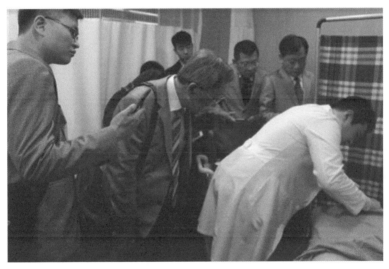

필자의 도침치료 과정을 참관하는 타이완 타이베이시 중의사회.

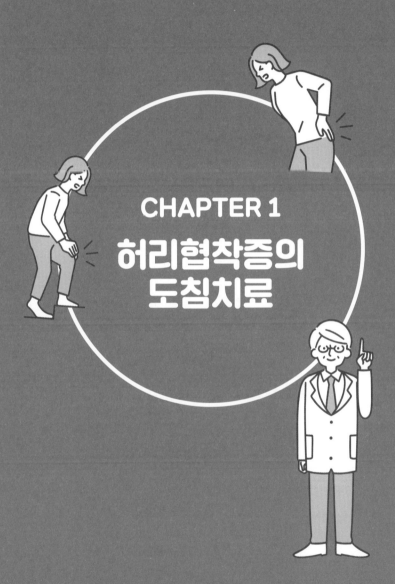

CHAPTER 1

허리협착증의
도침치료

1

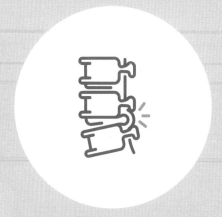

허리협착증 이해하기

허리통증 5단계

허리통증은 나이가 들어감에 따라 계속해서 진행되는 질환으로 많은 경우 평생을 통해 나타납니다. 총 5단계로 나눌 수 있으며 이 중에서 3~5단계가 바로 '허리협착증'에 해당합니다.

- **1단계:** 허리의 디스크나 후관절에 압력이 높아지는 단계. 이 단계에서는 허리통증만 발생합니다.
- **2단계:** 디스크가 탈출하여 척추신경을 누르는, 소위 디스크 단계. 이 단계에서는 다리저림 등 보통의 디스크 증상이 발생합니다.
- **3단계:** 한분절협착증으로 발전한 단계. 허리통증과 다리저림, 발바닥 감각이상 등이 발생합니다. 이 단계에서는 디스크 증상보다 다양한 증상이 나타납니다.
- **4단계:** 한분절협착증이 여러분절협착증으로 발전한 단계. 걷다 보면 다리가 저리고 잠깐 쉬면 다시 걸을 수 있는, 허리협착증의 전형적 증상인 '간헐성 파행'이 나타납니다.
- **5단계:** 골다공증과 근감소증으로 인해 허리 자체가 약화돼 허리를 지탱하기가 어려워 지팡이에 의존하거나 많은 시간을 누워 있게 됩니다.

중요한 것은 비교적 초기 단계일 때 이후의 점점 심해지는 단계를 대비하는 것입니다.
마치 직장에 다닐 때 노후를 대비하듯 1~3단계를 치료하는 시기에는 이후 4~5단계가 나타날 수 있음을 고려해 치료해야 합니다. 증상 완화에 일시적인 효과가 있다고 해서 장기적으로 허리를 망치는 치료를 선택해서는 안 된다는 점을 기억하기 바랍니다.

기존 치료법들은 1~3단계까지만을 고려한 것이 대부분입니다. 하지만 고령화로 4~5단계에 이른 환자가 늘어난 만큼 4~5단계의 오래된 허리협착증을 고려한 새로운 치료가 필요합니다. 4~5단계, 즉 오래된 허리협착증에는 한의학이 좋은 치료법이 될 것입니다.

허리협착증은 약해진 허리를
지키기 위한
우리 몸의 생존전략입니다

나이가 들면 얼굴에 주름살이 생기듯 허리에는 협착이 생깁니다. 왜 협착이 생길까요? 아직까지 협착의 정확한 원인은 밝혀지지 않았습니다. 다만 허리협착증이 인체의 자연스러운 노화과정인 것은 분명해 보입니다.

척추를 지탱하는 주요 조직은 나이가 들면서 약화됩니다. 즉 뼈와 근육, 인대 같은 척추의 조직이 약해짐에 따라 척추는 점점 우리 몸을 지탱하기가 어려워집니다. 따라서 여전히 인체를 지탱하기 위해서 척추는 '새로운 대응'이 필요하고 그 대응의 결과가 '협착'이라고 이해하면 됩니다.

나이가 들면서 뼈가 약해지면 우리 몸은 약해진 뼈의 보조장치로

'골극(척추나 관절 부위에 생기는 뼈조직 돌기로, 뼈가 자라나는 것을 뜻하기도 합니다.)'을 형성하는데요, 골극이 만들어지면 움직임은 비효율적이지만 인체를 지탱하기에는 더 유리해집니다. 마찬가지로 척추 내부에 '황색인대'라는 조직이 있는데 황색인대를 더욱 두껍게 만들어 척추가 강해지도록 하기도 합니다.

이처럼 허리협착증이 되기 전까지 골극이 형성되고 황색인대가 두꺼워지는 이유는 약해진 척추를 효율적으로 지탱하기 위해서입니다. 그런데 이렇게 뼈가 자라나고 황색인대가 두꺼워져 허리협착증이 된 것을 병으로만 생각해서 뼈를 잘라내고 황색인대도 잘라낸다면 척추는 더욱 약해지고 불안정해집니다. 그리고 그 결과 인체는 다시 버텨내기 위해 주변 척추의 뼈가 자라게 되고 황색인대 역시 두꺼워집니다. 과도한 치료를 받게 되면 오히려 주변의 척추까지 더욱 협착이 심해지는 것이지요.

그러니 나이가 들어감에 따라 자연스럽게 나타나는 협착으로 인해 생긴 통증과 저림 증상을 해결하려고 무조건적으로 뼈와 인대를 제거해서는 안 됩니다. 인체가 노화에 따라 체중을 지탱하기 위한 생존전략으로 허리협착증을 만들어낸 것이라 이해하고, 생활에 불편을 초래하는 증상만을 척추에 무리가 되지 않는 선에서 효과적으로 치료하도록 해야 합니다. 증상을 치료한 후에는 허리협착증이 최대한 완만하게 진행되도록 운동을 하며 관리해야 합니다.

만약 허리협착증을 계속해서 방치하면 어떻게 될까요? 앞의 설명대로라면 인대가 계속 두꺼워져 척수와 신경을 완전히 눌러버려 마비가 오지는 않을지 우려될 것입니다. 허리협착증이 오래된 환자들을 관찰해보면 척추가 조금씩 휘는 경우가 많았습니다. 원인을 들여다보니 우리 몸이 신경과 척수의 눌림을 피하기 위해 척추를 조금씩 비틀게 되고 그 결과 척추의 변형이 나타난 것입니다. 이렇듯 인체는 척추를 변형시켜 협착증에 대응해갑니다. 이러한 과정을 이해하고 관찰하다 보면 우리 몸이 얼마나 놀라운 시스템을 갖췄는지에 감탄하게 됩니다.

그런데 이토록 철저한 자가대응체계를 지닌 우리 몸을 두고 많은 허리협착증 환자들이 수술이라는 치료법을 성급히 선택하는 경우를 종종 봅니다. 협착 증상이 발현되면 마치 무시무시한 병에 걸린 것처럼 당황해 뼈를 떼어내고 나사를 박는 수술부터 합니다. 꼭 그렇게 해야만 하는가, 라는 의문이 들 정도입니다.

우리 몸에게 생존에 유리한 척추로 적응해갈 시간을 주는 현명한 치료법이 필요하지 않을까 생각하게 되는 순간입니다. 더욱이 지금은 100세 시대입니다. 되도록이면 오랜 시간 원래 가지고 있던 내 뼈와 근육, 관절을 사용해 살아가는 것이 가장 좋겠지요. 이 책에서 이야기하고자 하는 한의학적 치료법을 통해 허리협착증 치료를 위한 현명한 전략을 세우기를 권합니다.

허리협착증 치료를 위해 가장 중요한 것은 '사고의 전환'이라는 말을 환자들에게 자주 합니다.

여기 아토피 환자를 예로 들어보겠습니다. 심한 가려움증 때문에 스테로이드 치료를 하게 되면 가려움증이 순간적으로 없어져 마치 병이 빠르게 낳은 것처럼 보이지만 잠복해 있던 가려움증은 다시 나타나고 언젠가부터 스테로이드 연고에 더 이상 반응하지 않는 난치성 단계에 이르게 됩니다. 치료 초기에 가려움증만을 치료할 것이 아니라 피부의 면역력이 튼튼해지도록 만들어주었다면 어떨까요? 면역력을 키우는 것처럼 근본적인 대책을 강구하는 것이 한의학의 아토피 치료입니다. 스테로이드처럼 순간의 가려움증을 마법같이 없애지는 못하지만 장기적으로 봤을 때 피부 자체가 튼튼해져 가려움증 재발 없이 더욱 건강한 피부가 될 수 있습니다. 감기도 마찬가지입니다. 물론 뇌손상을 일으킬 정도의 고열에는 해열제가 필요하지만 열이 난다고 무조건 해열제에 의존하는 것은 우리 몸이 열을 극복하고 면역력을 강하게 할 수 있는 기회를 놓치게 만드는 것입니다. 그러다 잘못하면 오히려 감기를 능가하는 다양한 면역질환에 노출될 수 있습니다.

허리협착증 역시 마찬가지입니다. 성급하게 수술을 통해 뼈를 제거하고 나사를 박으면 결국 척추 전체가 더욱 약해지고 퇴행이 빨라지는, 의도치 않은 결과가 나타나게 됩니다.

허리협착증을 대하는 사고의 전환이 이뤄져야 100세까지 건강한 척추관절을 유지하며 생활할 수 있습니다. 다행히 의학계 내부에서도 가급적 수술을 피하고 '비수술적 치료'를 하자는 목소리가 커지고 있습니다.

이제 허리디스크보다 많아진 허리협착증을 현명하게 해결하는 것은 사회적 문제가 됐습니다. 허리협착증을 현명하게 해결하는 방법이 널리 알려져야 수명이 다하는 날까지 허리를 튼튼하게 사용하며 생활할 수 있겠지요? 그것이 무엇인지 이 책에서 함께 의논해보고자 합니다.

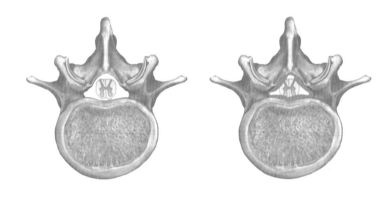

우리 몸은 노화에 따라 체중(중력)을 지탱하기 위한 생존전략으로 허리협착증을 만들어냈다. 그런데 수술을 통해 이 과정을 제거하면 이후 척추가 약해져 퇴행이 진행된다. 따라서 100세 시대의 현명한 협착증 치료법은 본인의 허리로 단단하게 몸을 지탱할 수 있도록 적응 시간을 주며 완만하게 치료하는 것이다.

쉬어 가기 고령화에 따라 빠른 속도로 증가하는 허리협착증 환자

고령화가 가파르게 진행되면서 퇴행성척추질환인 척추관협착증을 앓는 환자가 크게 증가하고 있다. 실제 건강보험심사평가원에 따르면 척추관협착증 환자 수는 2014년부터 매년 약 9만 명씩 꾸준히 증가했는데, 2019년의 경우 2014년(128만 3861명)에 비해 무려 34%나 증가해 172만 5490명으로 늘었다. 현재 추세로 본다면 같은 기간 약 8% 증가한 허리디스크(요추추간판탈출증) 환자 수(206만 3806명)를 조만간 추월할 가능성이 높다.

특히 건강보험심사평가원이 발표한 50대 이상 척추질환 환자 수 증가 추이를 살펴보면, 2013년에 이미 척추관협착증 환자 수가 척추디스크 환자 수를 앞질렀다. 그 후로는 척추관협착증 환자 수가 월등히 많아지고 있다.

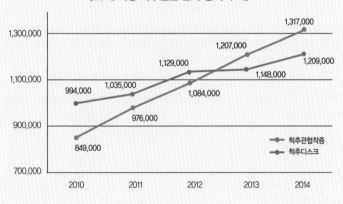

⟨50대 이상 척추질환 환자 증가 추이⟩

출처: 건강보험심사평가원

척추관협착증은
왜 발생할까요?

수도권 소재의 한 대학에서 2004년부터 내원한 척추질환 환자 1291명의 MRI 사진을 토대로 협착증에 관한 연구를 진행했습니다. 그중 16.7%에서 척추관협착증이 발견됐고, 다시 연령별 발생률을 살핀 결과 40~49세 8.5%, 60~64세 33.1%가 척추관협착증 환자에 해당됐습니다. 여기서 볼 수 있듯이 척추관협착증은 60세 이후 빠르게 증가합니다.

그렇다면 척추관협착증은 60세를 넘어가면서 갑자기 나타나는 질병일까요? 허리가 건강하던 사람도 60세 이후에는 협착이 생길까요?

이를 이해하기 위해서는 우리 몸을 지탱하는 척추의 구조를 먼저 알아야 합니다.

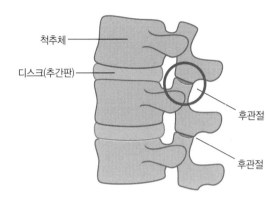

〈디스크와 후관절〉

척추체

디스크(추간판)

후관절

후관절

허리의 후관절은 디스크(추간판)와 함께 척추의 안정과 운동에 중요한 역할을 하는 조직이다. 후관절은 척추 전체에 걸리는 힘의 최대 33%를 부담하며(자세에 따라 달라진다.), 압박력의 18%, 염전력의 48%를 부담한다. 또한 척추의 굴곡, 신전, 측방굴곡, 회전에도 모두 관여한다. 이렇게 척추를 지탱하고 운동하는 데 매우 중요한 역할을 하는 후관절에 병이 발생하면 디스크 역시 퇴행하게 되는데, 디스크가 퇴행하거나 탈출을 하면 이번에는 디스크가 버티던 힘을 후관절이 대신해 버텨내야 하므로 후관절퇴행이 가속화된다. 한마디로 디스크와 후관절은 서로가 서로를 지켜주는 친구 같은 관계이다.

척추는 위뼈와 아래뼈가 겹겹이 쌓여서 우리 몸을 지탱해주는 조직의 이름인 동시에 그 뼈 하나하나를 가리키는 말입니다. 겹겹이 쌓이면서 위 척추와 아래 척추가 서로 만나는 곳이 디스크와 후관절입니다. 따라서 디스크와 후관절은 서로 친구처럼 의지하며 허리를 지탱합니다. 다시 한번 '디스크와 후관절은 친구'라는 사실을 꼭 기억하세요. 그만큼 아주 중요하고 밀접한 관련이 있는 조직입니다.

살다 보면 여러 이유에 의해 허리부상이 발생하고 그렇게 되면 허리를 지탱하는 디스크와 후관절에 가해지는 압력이 높아집니다. 이것은 다시 디스크탈출(우리가 흔히 '디스크', '추간판탈출증'이라고 말하는 질환)이나 후관절퇴행을 발생시켜서 척추신경을 압박하는 상황을 만들기도 합니다. 한번 디스크가 탈출하면 이후에는 작은 힘에도 쉽게 탈출하게 되고, 증상이 심해졌다 나아졌다를 반복하면서 결국 허리협착증으로 발전합니다. 보통 허리협착증은 처음에는 한 분절에서, 특히 허리에서 중심인 4번과 5번 허리뼈에서 많이 발생합니다. 이러한 협착 증상이 점점 위아래의 척추로 퍼지면서 결국 여러분절협착증으로 발전하게 됩니다.

허리질환의 단계별(5단계) 변화

위에 설명한 허리질환을 증상 정도에 따라 5단계로 구분해 살펴보겠습니다. 1단계는 허리의 디스크나 후관절에 압력이 높아지는 단계로, 허리통증이 발생합니다. 2단계는 디스크가 탈출하여 척추신경을 누르는 소위 디스크탈출 단계로, 다리저림 등 보통의 디스크탈출 증상이 발생합니다. 3단계는 한분절협착증으로 발전한 단계로, 허리통증과 다리저림, 발바닥 감각이상 등이 함께 발생하며 일반적인 디스크 증상에 비해 다양한 증상이 나타납니다. 4단계는 한분절협착이 여러분절협착으로 발전하는 단계로, 걷는 동안 다리가 저리다가 잠깐 쉬면 다시 걸을 수 있는, 허리협착증의 특징적 증상인 '간헐성 파행'이 나타납니다. 마지막 5단계는 골다공증과 근감소증으로 인해 허리 자체가 약화돼 허리를 지탱하기가 어려운 단계로, 지팡이에 의존하거나 많은 시간을 누워 있는 상태가 됩니다. 대부분의 허리질환은 이러한 5단계의 변화로 설명할 수 있습니다.

- **1단계_허리통증:** 일을 많이 하면 허리가 아픕니다.

- **2단계_허리디스크:** 앉아 있기만 해도 허리가 아프고, 간혹 다리도 저립니다.

- **3단계_허리협착증:** 허리통증과 다리저림 외에도 엉치나 발바닥 감각이상 등
  새로운 증상이 나타납니다.

- **4단계_여러분절협착증:** 예전에는 한 번에 걸었던 거리를 자주 쉬며 걷게 됩니다.

- **5단계_골다공증과 근감소증:** 허리와 다리의 근육이 빠지고 척추가 굽게 됩니다.

사람이 나이가 들어감에 따라 허리질환은 1단계 허리통증부터 5단계까지 자연스럽게 발전합니다. 물론 태어날 때부터 튼튼한 척추 유전자를 가진 경우나 척추 관리가 잘된 경우는 2~3단계까지만 진행되기도 합니다. 아주 간혹 90세가 돼서도 허리통증조차 없는 1단계에 해당하는 경우도 있습니다. 하지만 대부분은 노화와 함께 일생 동안 5단계의 변화를 모두 겪습니다. 이는 봄, 여름, 가을, 겨울로 이어지는 계절의 변화처럼 자연스럽게 나타나는 인체의 법칙입니다. 간혹 젊은 나이에 허리질환이 나타나는 경우에 주사치료 등으로 통증을 급히 줄이고는 다시 방심하는 이들도 종종 있습니다. 이런 젊은 환자들에게 반드시 당부하는 것은 다가올 여름과 가을, 겨울을 대비해 운동과 생활습관 관리로 척추 건강을 지키라는 조언입니다. 디스크탈출을 시술한 경우에도 쉽게 방심하곤 하는데 절대 그래서는 안 된다는 것을 다시 한번 강조합니다. 허리질환의 5단계를 명심하고 당장 눈앞의 증상을 치료하는 데에만 집착할 것이 아니라 미리미리 다음 단계를 고려해 현명하게 관리하길 바랍니다.

"도침치료가 허리협착증에 효과가 있었어요"

80세 환자의 이야기입니다. 미국에 사는 딸을 만나러 가고 싶은데 허리가 아파 몇 년째 미루고 있었습니다. 5년 전부터 허리통증이 심해지기 시작해 허리가 끊어질 듯 아프고 골반 부위 피부의 감각이 이상해지는 증상이 나타났습니다. 피부를 잘라내고 싶다는 생각까지 들었다고 합니다. 또 오른쪽 다리가 발목까지 아프고 장딴지는 단단하다 못해 터질 것 같다고 호소했습니다.

지금까지 도수치료를 주 3회 꾸준히 받았고, 신경외과 세 군데를 돌면서 스테로이드주사를 10회 이상 맞았지만 차도가 없었습니다. 결국 남은 것은 수술이었는데 고령이라 그마저도 여의치 않자, 주변의 소개로 본원의 도침요법을 찾게 됐습니다.

두 번의 도침치료가 끝났을 때, 환자는 도침을 맞았는데 왜 차도가 없느냐며 답답해했습니다. 저는 증상이 심해 단번에 좋아질 수 없다는 것을 설명하고 환자를 설득해 세 번째 도침치료를 진행했습니다. 해당 회차의 치료에서 척추의 유착을 풀어내니 환자는 뭔가 좋아지는 것을 느끼기 시작했습니다.

이후 호전 정도를 추적해보니 침을 맞은 허리가 조금 뻐근하기는 하나 단단하던 종아리가 말랑말랑해졌고 전에는 집에서 버스정류장까지 가는 동안 세 번을 쉬어야 했는데 이번에는 한 번도 쉬지 않고 단번에 갈 수 있었다고 했습니다. 평소 집에서 서 있는 것이 편치 않아 손을 놓았던 요리도 이제 다시 할 수 있게 됐다며 매우 기뻐했습니다. 널리 알려지지 않은 도침치료를 우려했던 환자의 아들도 어머니의 증상 변화와 몸을 해치지 않는 자연스러운 치료를 보며 도침치료와 한의학치료에 대해 다시 생각하게 됐다고 합니다.

이처럼 많은 케이스의 허리협착증이 도침치료를 통해 해결될 수 있습니다.

최근 증가하는 여러분절협착증에 적합한 치료는 무엇일까요?

허리질환 증상 4단계에 해당하는 여러분절협착증에 대해서 좀 더 이야기하겠습니다.

최근 여러분절협착증이 증가하고 있습니다. 보통 디스크와 후관절에서 나타나는 퇴행성 변화는 주로 하나의 척추 레벨에서 시작하는데 흔히 4번과 5번 허리뼈가 해당됩니다. 일부 척추분절에 퇴행성 변화가 나타날 때 적당한 치료를 받지 못하고 계속 허리를 사용하면 문제가 된 척추분절 바로 위나 아래의 척추분절에까지 퇴행성 변화가 나타납니다. 이러한 퇴행이 위아래로 계속해서 진행되면 걷다 쉬게 되는 간헐성 파행을 주증상으로 하는 여러분절협착증으로 발전하게 되지요. 특히 고령 환자의 허리협착증은 여러분절협착증인 경우가 많습니다.

한 대학병원에서는 MRI 촬영을 통해 허리협착증으로 진단받은 환자 중 여러분절협착이 한분절협착에 비해 2배가량 많았다고 발표했습니다. 즉 허리협착증 환자 3명 중 2명은 두 분절 이상에서 협착이 발생한 여러분절협착증을 앓고 있습니다.

저는 기존의 치료가 허리협착증에 대해 만족할 만한 효과를 보여주지 못한 이유가 한분절협착증에 초점을 맞춰 구성됐기 때문이라고 생각합니다. 이를 보다 자세히 설명해보겠습니다.

통증을 나타내는 분절이 하나일 때, 즉 한분절협착증일 때는 통증의 원인이 염증인 경우가 많습니다. 염증이 주된 원인이기 때문에 염증을 억제하는 스테로이드 치료가 효과를 보이는 거예요. 하지만 여러분절협착증으로 진행되면 염증뿐 아니라 유착이 통증의 원인이 되는 경우가 많아 스테로이드 치료만으로는 효과를 보기 어렵습니다. 오히려 반복적 스테로이드 치료는 유착을 더욱 유발해 심한 여러분절협착증을 만들어냅니다. 수술 역시도 한 분절에만 협착이 있을 경우 수술로 떼어내면 되지만 여러 분절에서 협착이 나타나는 경우에는 모든 척추를 떼어낼 수도, 모든 척추에 나사를 박을 수도 없습니다. 오히려 수술이 척추 전체에 악영향을 줘서 여러분절협착증을 더욱 악화시킬 수 있습니다.

따라서 여러분절협착증 단계에서는 더욱 심하게 진행되지 않도록 적절한 완화적 방법을 찾아 치료에 적용해야 할 것입니다. 즉 여러분절협착증에는 염증뿐 아니라 유착을 해결하는 치료가 필요합니다.

또한 척추관절에 부담을 적게 주는 치료여야 지속적으로 건강한 척추를 유지할 수 있습니다.

이런 점에서 유착을 해결하는 데 효과가 있는 도침치료와 내과적인 문제까지 다스려 지속적으로 건강한 척추를 유지하도록 하는 한약치료가 꼭 필요하다는 생각입니다.

지금까지의 이야기를 한번 정리해볼까요?

첫째, 60세부터 다발하는 허리협착증이 사실은 젊을 때 디스크탈출이나 후관절의 퇴행에서부터 시작된다는 점을 기억해야 합니다. 따라서 젊을 때 디스크탈출로 인해 다리가 저리고 극심한 통증이 있었다거나 후관절퇴행으로 인해 아침에 일어나서 유난히 허리가 아팠다면 향후 이른 나이에도 허리협착증이 발생할 수 있다는 신호이므로 적극적인 예방이 필요합니다.

둘째, 허리협착증은 결국 두 분절 이상인 여러분절협착증으로 진행되는데, 기존의 시술과 수술은 한분절협착증에는 유리하지만 여러분절협착증에는 적합하지 않은 경우가 많습니다.

셋째, 여러분절협착증을 고려하면 유착을 해결하고 허리 전체를 강화시키는 도침과 한약처방이 매우 효과적인 치료법이라 할 수 있습니다. 최근 외국에서도 도침과 한약처방에 대한 관심이 많아지고 있는 이유이기도 합니다.

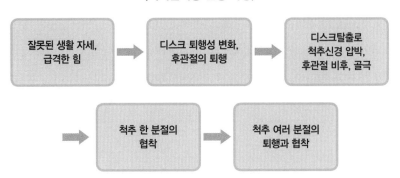

〈허리협착증 진행 과정〉

| 잘못된 생활 자세, 급격한 힘 | → | 디스크 퇴행성 변화, 후관절의 퇴행 | → | 디스크탈출로 척추신경 압박, 후관절 비후, 골극 |

→ | 척추 한 분절의 협착 | → | 척추 여러 분절의 퇴행과 협착 |

젊을 때의 디스크탈출과 후관절퇴행은 결국 허리협착증으로 진행된다. 허리협착증은 다시 한분절협착을 거쳐 여러분절협착으로 이어지는 경우가 매우 많기 때문에 주의가 필요하다. 여러분절협착이 발생할 경우 시술과 수술 같은 기존 치료법만으로는 치료가 어려우며, 효과적인 대안 치료법으로 도침과 한의학치료가 유용하다.

당신도 일자허리?
허리에도 관상이 있어요

열이면 열, 사람이 다르듯 허리의 모양도 다릅니다. 어떤 사람은 허리가 적당히 앞으로 들어간 건강한 곡선 모양이고, 어떤 사람은 허리의 특정부분이 유난히 푹 들어간 모양입니다. 일자 모양 허리, 뒤로 굽은 허리, 허리는 건강해 보이는데 등이 굽은 경우 등등 척추의 모양도 제각각입니다. 그렇다면 과연 어떤 허리가 건강한 걸까요? 관상을 보고 운명을 점치듯 젊을 때 허리 모양만 봐도 건강한 허리인지 아닌지 알 수 있습니다.

구체적인 연구결과를 살펴보기 전에 '척추만곡'에 대해 알아보겠습니다.

사람은 기립보행을 하면서 중력을 잘 견딜 수 있도록 각각의 척추가 만곡돼 있습니다. 경추와 요추는 전방으로, 흉추는 후방으로 만곡되는 식으로요. 만곡은 상하의 충격을 완화시키는 역할을 하는데 이러한 만곡에 이상이 있을 경우 주변의 근육과 인대를 긴장시켜 요통의 근원이 되기도 합니다.

2013년에 발표된 〈Biomechanics of Spine Stabilization〉이라는 논문에 따르면, 전만 상태의 각도가 소실된 일자 형태 허리가 'C'자 형태의 허리에 비해 구조적으로 17배나 약하다고 했습니다. 즉 척추가 원래의 커브를 소실하면 정상허리에 비해 많은 하중을 받게 됩니다. 하중을 받는 뼈는 결국 골극이 생기고 주변의 인대가 딱딱해져서 허리협착증으로 발전합니다.

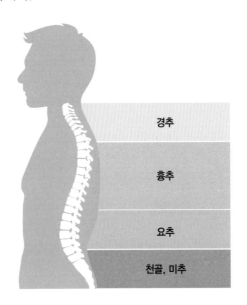

척추·관절 도침치료가 정답이다

척추만곡과 허리통증에 대한 국내의 연구를 살펴보겠습니다. 대구의 한 신경외과에서 환자 80명을 대상으로 허리뼈의 정렬에 대한 연구를 진행했습니다. 80명 중 절반인 40명은 허리통증이 있었고 나머지는 없었습니다. 이들의 X-ray 사진에서 요추 각도를 비교했습니다.

허리통증이 있는 40명의 허리전만 각도는 29.88°, 허리통증이 없는 40명의 허리전만 각도는 35.31°였습니다. 허리통증이 있는 그룹에서 허리뼈의 앞굽음, 즉 허리전만 각도가 줄어드는 경향을 보였습니다. 허리가 평평해지고 일자 형태에 가까워질수록 허리통증이 더 많이 발생한다는 것을 알 수 있습니다.

왜 허리는 굴곡이 적고 일자 형태에 가까워질수록 통증이 심해지는지, 이유를 살펴보겠습니다. 허리가 일자 형태이면 허리를 움직일 때 후관절에 더욱 많은 힘이 실리게 되고, 그 결과 후관절 주변의 근육과 인대가 퇴행합니다. 이러한 후관절의 퇴행은 친구인 디스크에 영향을 주어 디스크 역시 퇴행하게 됩니다. 즉 후관절과 디스크가 서로 악영향을 주고받으며 협착단계에 더욱 빠르게 도달하는 것이죠.

허리굴곡이 잘 유지된 경우는 통증뿐 아니라 척추수술을 받은 이후에도 예후가 좋다는 흥미로운 연구결과가 있습니다. 2017년《Asian Spine Journal》에 발표된 〈허리협착증의 수술 이후 지속되는 통증의 여부에 허리근육과 척추정렬이 미치는 영향〉이라는 논문에 흥미로운 결과가 실렸습니다. 허리의 근육량이 적고 골반이 후만돼 있을 경우

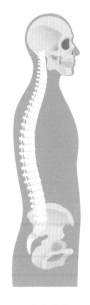
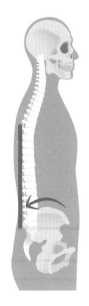

| 정상 허리 | 일자 허리 |

'C'자 형태의 허리에 비해 일자 형태의 허리는 후관절에 더욱 많은 힘이 들어간다.

후관절 주변에 퇴행이 일어나면 아침에 일어날 때 허리가 뻣뻣하고 걸으면 조금씩 나아지는 경우가 많다. 이를 한 의학에서는 신허요통이라고 하는데, 이때 '신'은 뼈를 총칭한다. 즉 신허요통은 뼈가 좋지 않은 상태의 요통을 말하며, 후관절퇴행과 같은 의미이다. 따라서 후관절퇴행이 일어나면 뼈가 좋지 않은 상태에서 요통이 발생하기 때문에 아침에 일어나면 허리가 뻣뻣할 수밖에 없다.

허리협착증 수술 후에도 통증이 상대적으로 심하다는 내용입니다. 연구에 따르면 허리협착증 수술을 받은 여성 34명을 대상으로 수술 전과 수술 6개월 후의 근육량, 척추정렬도를 측정했습니다. 그 결과 근감소증이 관찰된 환자에게서 수술 후 허리통증으로 인한 생활의 장애를 나타내는 롤런드-모리스 장애 질문지 점수(Roland-Morris Disability Questionnaire Score)가 높게 나타났습니다. 또한 골반이 후만돼 일자허리에 가까워진 사람도 이 점수가 높게 나타나는 안 좋은 결과를 보였습니다. 즉 척추 주변의 근육량이 많고 허리굴곡이 잘 유지된 경우가 수술 후에도 예후가 좋은 건강한 허리임을 알 수 있습니다.

실제 임상을 돌다 보면 젊은 나이에 허리통증으로 본원을 찾는 분들이 많고 그중에는 특히 일자허리인 경우가 많았습니다. 일자허리가 되면 아침에 허리가 더욱 뻣뻣한 증상이 나타나며 침대에서 일어날 때, 머리를 감을 때도 통증을 느낍니다. 이후 움직임이 지속되면서 허리근육에 힘이 돌아오면 통증이 차츰 줄어듭니다. 사람들은 흔히 허리를 많이 쓰면 통증을 느낀다고 생각하는데 실제 경험해보면 굴곡이 잘 유지된 'C'자 형태의 건강한 허리는 많이 써도 통증을 덜 느끼는 것 같습니다. 사용량보다는 형태가 허리통증 정도에 더욱 영향을 미친다는 것이 저의 생각입니다.

쉬어 가기 일자허리를 'C'자허리로 만드는 방법

일자 형태의 허리를 정상적인 'C'자 형태의 허리로 바꿀 수 있는 방법은 무엇일까? 보통 허리가 아프면 진통제를 처방받거나 물리치료, 주사치료를 받게 되는데 그런 일반적 치료법으로는 일자허리를 통증에 강한 'C'자허리로 만들지 못한다. 그런 치료를 받아도 허리통증은 반복될 수밖에 없다.
일자허리를 교정해 허리통증을 근본적으로 치료하는 방법을 알아본다.

첫 번째, 복근운동이다. 복부근육을 단련하여 척추를 앞으로 당겨주는 힘을 키우는 운동은 일자허리를 근본적으로 치료하는 매우 좋은 방법이다. 다만 한 가지 주의할 것은 복근운동의 대표 격인 윗몸일으키기는 디스크를 손상시킬 수 있기 때문에 누운 상태에서 다리를 들어 올리는 안전한 복근운동을 해야 한다.

두 번째, 야식 금지와 공복시간 늘리기이다. 선뜻 이해되지 않는 방법이다. 대체 허리와 야식이 무슨 상관이 있다고? 그런데 상관이 있다. 허리통증 환자들을 지속적으로 관찰한 결과 야식을 먹으면 다음 날 허리가 아픈 경우가 많았다. 나 역시 왜 그럴까 의문을 갖다가 《동의보감》에서 바로 답을 찾아냈다. 지속적으로 야식을 먹으면 소화기가 휴식할 시간, 즉 수축할 시간이 없이 지속적으로 이완하게 된다. 이를 한의학에서는 '기허'라고 한다. 대장 등의 소화기가 휴식 없이 이완을 하게 되면 주변 근육도 함께 이완하게 되고 이는 일자허리를 만드는 원인이 된다. 따라서 내 허리가 일자허리라면 저녁을 되도록 일찍 먹고 다음 날 아침까지 물 외에는 야식을 금지하는 생활습관을 갖는 것이 꼭 필요하다. 하루 중 14시간을 공복 상태로 유지해 소화기와 복부근육이 수축할 수 있게 되면 허리통증이 개선되는 것과 더불어 살도 빠지는 일석이조 효과를 얻을 수 있다.

세 번째, 추나치료 등의 교정치료 받기이다. 근육을 풀어주고 뼈를 제자리로 돌려주는 한의학치료법을 추나치료라 한다. 딱딱하게 굳은 일자허리의 경우 도침치료를 통해 근육을 풀어주고 추나치료를 통해 교정을 하면 척추 형태가 점점 변하는

척추·관절 도침치료가 정답이다

것을 확인할 수 있다. 앞에서 언급한 복근운동, 공복시간 확보 등의 노력과 함께 도침치료, 교정치료인 추나치료 등을 병행한다면 치료효과를 더욱 높일 수 있다.

네 번째, 교정장치 활용하기이다. 최근 의자 위에 놓고 사용하는 시트형 교정장치가 인기다. 매우 훌륭한 아이디어다. 이 교정장치를 의자 위에 놓고 거기에 바르게 앉는 것만으로도 교정효과를 볼 수 있다. 교정장치가 없다면 수건을 말아서 허리 뒤에 대고 앉아도 된다. 어떤 방법이든 일상에서 허리를 'C'자 형태로 만들어주는 것이 중요하다.

만약 아침에 허리가 뻣뻣하거나 지속적으로 통증이 있다면, 허리를 얼마 쓰지도 않았는데 디스크가 발생하고 젊은 나이에 허리협착증마저 있다면 허리의 정렬과 모양을 살펴본다. 그래서 일자허리인 것이 발견되면 그때부터 교정을 위해 적극적인 관리를 시작해야 한다.

굽은 허리도
펼 수 있나요?

한 논문에 따르면 허리협착증 환자 중에 유독 허리가 굽은 경우가 많다고 합니다. 그 이유는 허리협착증으로 인한 통증을 피하기 위해 협착증이 다발하는 4번과 5번 허리뼈의 척추공간을 넓히는 방법을 찾기 때문이라고 했습니다. 그러다 보니 점점 꼬리뼈 부위까지 변형돼 척추가 전체적으로 동그랗게 말리는데, 그것이 바로 전형적인 허리협착증 척추변형의 패턴입니다. 이 같은 척추굽음증이 나타나는 이유는 결국 인체가 허리협착증으로 인한 통증을 피해 효과적으로 생활하기 위해서입니다. 만약 허리협착증으로 인한 통증을 효과적으로 관리하고 치료한다면 인체가 굽을 이유도 사라지게 됩니다.

저는 실제 허리협착증 환자들을 진료하면서 허리가 굽은 경우를 자주 보았습니다. 그리고 허리협착증으로 인한 증상을 잘 치료하면 얼마 지나지 않아 허리굽음증이 많이 개선되는 경우도 자주 경험했습니다.

좀 더 자세히 살펴보면 허리굽음증은 실증과 허증으로 나눌 수 있습니다.

허리의 뼈나 근육은 약하지 않은데 통증을 피하기 위해 굽는 경우는 실증이고, 허리의 뼈나 근육까지 약해져서 허리가 중력을 보다 효율적으로 지탱하기 위해 앞으로 굽는 경우는 허증이라 합니다. 실증의 경우 도침요법 등을 통해 허리협착증으로 인해 나타나는 증상을 치료하면 척추변형이 효과적으로 해결됩니다. 특히나 허리협착증이 자주 발생하는 아래 허리 외에 흉추나 위 허리에서 허리굽음이 발생했을 경우 그 부분까지 도침으로 치료해주면 더욱 효과가 좋습니다. 무엇보다 뼈나 근육만 약하지 않다면 의외로 빠르게 허리굽음증을 해결할 수 있습니다. 하지만 뼈와 근육이 약해진, 즉 골다공증과 근감소증이 많이 진행된 허리굽음증이라면 도침요법만으로는 치료가 어렵습니다. 도침뿐 아니라 양방, 한방을 통틀어 다른 어떤 요법으로도 이를 치료하기란 매우 어렵습니다. 저는 이럴 때 매우 효과적인 요법이 바로 한약치료라 생각합니다.

뼈와 근육이 약해져 허리가 굽은 것, 즉 허증의 허리굽음증은 소화기 상태가 매우 약해진 경우가 많습니다. 소화기가 약해 영양분을 제대로 흡수하지 못하니 뼈와 근육으로도 영양이 잘 공급되지 않는다고 생각하면 이해가 쉽습니다. 이럴 때 소화기의 기능을 높여주면서 뼈와 근육에 도움 되는 약재를 함께 넣은 한약처방은 치료 효과가 매우 좋습니다.

도침과 한약처방 치료는 허리협착증으로 인해 생긴 일반적 증상뿐 아니라 기존 치료로는 접근이 어려웠던 여러분절협착증 그리고 허리굽음증도 해결할 수 있는 매우 훌륭한 치료법이라 확신합니다.

여기 도침과 한약처방 치료로 허리굽음증을 해결한 사례가 있습니다. 나이가 많던 환자는 허리협착 증상이 심할 뿐 아니라 오랜 퇴행의 결과로 척추가 굽어 매우 불편하고 신경 쓰이는 상황이었습니다. 몇 차례 도침치료와 더불어 소화기가 약한 환자 상태를 고려해 소화기를 치료하는 한약도 함께 처방했습니다. 치료 이후 뒤로 굽어 툭 튀어나왔던 척추가 반듯해진 것은 물론 측정 결과 키도 3cm나 커진 것을 발견했습니다. 몇 해 동안 하고 싶어도 못했던 김장을 허리 치료 후 무리 없이 해냈다는 후기도 전해왔습니다.

이 외에도 도침요법으로 굽은 척추가 교정된 사례는 매우 많습니다. 이렇게 굽은 척추를 회복하게 되면 여러 이점이 있습니다. 먼저 협착 증상이 완화되고 이로써 여러분절협착으로 진행되는 속도를 늦출 수 있습니다. 또한 척추가 굽으면서 눌려 있던 내장기관이 편안해져 여러 내과적 질환도 더불어 호전됩니다. 실제 척추교정이 이뤄진 후 불면증이 호전된 사례도 있고, 당뇨가 호전된 사례도 있습니다. 척추는 내장기에 영향을 주는 자율신경과 연관성이 높아 척추를 교정하면 내과적 질환을 개선하는 데 많은 도움이 됩니다. 특히 굽은 척추는 시각적으로도 좋아 보이지 않습니다. 최근 들어 얼굴만 봐서는 나이를 짐작하기 어려울 정도로 자기관리를 잘하는 노인분들이 늘고 있습니다. 피부관리를 꾸준히 받듯이 척추의 굽은 증상도 주의 깊게 관찰하면 젊음을 더욱 오래 유지할 수 있습니다.

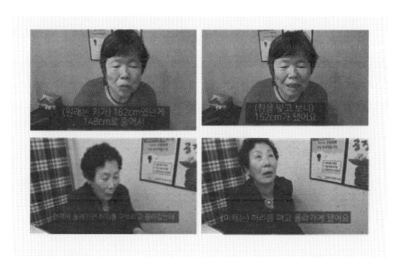

"척추굽음이 좋아졌어요."

밤에 쥐가 많이 나는데
허리협착증과 관련이 있을까요?

　많은 허리협착증 환자들이 밤에 잘 때가 되면 발에 쥐가 나서 힘든 증상을 겪습니다. 환자들은 이 증상이 허리협착증 때문인지, 치료가 가능한지 묻습니다. 결론부터 말하자면 허리협착증과 관련 있는 경우가 꽤 많습니다. 다행히 발에 쥐가 나는 증상은 한의학적으로 치료가 매우 잘됩니다. 이는 "간은 혈액을 저장한다."는 의미의 '간장혈(肝藏血)'과 관련이 있습니다.

　일본 지바 대학교의 정형외과교실에서 쓴 〈협착증 환자의 수면 중 쥐 유병률: 보존적 치료 또는 수술적 치료 전후 유병률 비교〉라는 논문을 통해 허리협착증과 쥐의 상관관계를 알아보겠습니다.

이 논문은 요통과 다리통증이 있는 허리협착증 환자 130명을 대상으로 한 연구결과입니다. 먼저 130명 중 66명은 운동이나 약물 경막외마취와 같은 보존적 치료를 받았으며, 64명은 감압술, 유합술과 같은 수술적 치료를 받았습니다. 130명 모두에게 허리협착증과 쥐 관련한 자가설문을 작성하게 했습니다.

설문을 종합한 결과 허리협착증과 쥐의 상관관계는 뚜렷했습니다. 보존적 치료가 필요한 경증 허리협착증 환자의 경우 52.8%에서 쥐가 나는 데 반해, 수술이 필요할 만큼 심한 허리협착증 환자는 82.3%에서 쥐가 난다고 응답했습니다.

즉 허리협착증이 심할수록 쥐의 발생빈도 또한 높아진 것입니다.

한의학에는 허리협착증 환자에게서 많이 발생하는 다리의 쥐를 치료할 수 있는 개념과 방법이 있습니다. 앞에서도 언급했듯 다리의 쥐는 간장혈이라는 한의학적 개념과 관련이 있습니다. (한의학에서는 간장혈이라고 하여 간이 혈액을 저장하고 근육으로 보내주는 역할을 한다고 봅니다. 그런데 간기능이 좋지 않으면 근육에 혈액을 충분히 보내주지 못하기 때문에 다리에 쥐가 나기 쉬운 것입니다.) 간경락에 위치한 대돈, 행간, 태충, 중봉, 곡천 등의 혈자리는 쥐를 해결하는 데 도움이 됩니다. 또한 간장혈을 돕는 대표적 한약재인 작약이 포함된 약을 처방해도 효과가 있습니다. 간기능 저하로 자주 다리에 쥐가 나는 환자들은 불면, 안구건조, 피부 가려움, 공복혈당장애 등 한의학적 측면에서 볼 때 간과 연관된 증상들을 동반하는 경우가 많습니다. 위와 같은 한의학적 개념과 방법을 적용한 간기능 치료는 그 효과가 좋으며 많은 경우 즉각적인 효과를 보여주기도 합니다. 따라서 쥐가 나거나 여러 증상으로 인해 어려움을 겪고 있다면 허리협착증의 도침치료와 한약치료를 적극적으로 받아볼 것을 추천합니다.

덧붙이자면 발에 쥐가 나는 것 외에도 유난히 발이 시리다는 허리협착증 환자가 많습니다. 양쪽 모두 시림 증상이 심한 경우 허리만 치료해서는 잘 해결되지 않습니다. 《동의보감》에 따르면 이것은 한궐증이라 해서 양쪽 발까지 혈액순환이 되지 않을 때 나타나는 증상입니다. 앞에서 발에 쥐가 나는 것을 오장육부 중 '간'의 문제로 바라봤다면, 발이 시린 한궐증은 한의학에서 '심장'의 문제로 봅니다. 따라서 《동의보감》에는 발시림이 있을 경우 심장기능을 높여 발끝까지 혈액

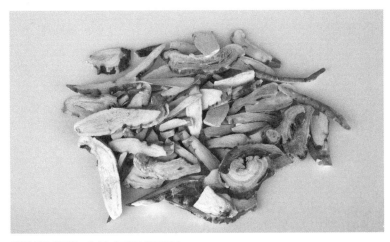

작약은 쥐를 해결하는 데 매우 효과적인 한약재이다.

순환이 되도록 하는 치료방법이 제시돼 있습니다. 실제 허리협착증 환자를 진료해보면 맥박이 약하거나 심장질환을 가진 환자에게서 발시림 증상이 나타나는 것을 확인할 수 있습니다. 심장문제로 인한 발시림 증상과 함께 나타나는 허리협착증에도 한의학치료가 큰 도움이 됩니다.

이처럼 발에 쥐가 나는 증상, 발이 시린 증상 외에도 다양한 증상이 허리협착증과 함께 나타납니다. 이러한 증상은 허리뿐 아니라 오장육부의 기능 저하와 연관이 있어 허리만을 치료해서는 해결이 어렵습니다. 따라서 허리협착증 치료에는 오장육부의 기능 저하에서 비롯된 다양한 증상을 해결할 수 있는 한의학치료가 꼭 필요합니다.

 쉬어 가기 허리협착증과 관련된 지압혈

1) 다리에 쥐가 나는 허리협착증 환자를 위한 지압법
곡천혈(曲泉穴)의 곡(曲)은 구부러진 무릎을, 천(泉)은 샘물을 의미해서 무릎의 에너지가 솟아나는 곳이란 뜻이 있다. 오금선 안쪽 끝 오목한 곳이며 무릎을 90°로 굽히면 잘 찾아진다. 간경맥의 수(水)혈로 근육의 진액을 보충해줘 쥐가 날 때 활용할 수 있다.

2) 발바닥에 감각이상이 있는 허리협착증 환자를 위한 지압법
용천혈(湧泉穴)의 용(湧)은 물이 아래부터 분출되는 형세를, 천(泉)은 샘물로 에너지를 의미한다. 발바닥 3분의 1 위 지점의 '사람 인(人)'자 모양 함요부로 경맥의 기가 솟아오르는 곳이다. 경맥의 기가 솟아오르는 용천혈이기에 지압을 하면 발바닥 전체 혈액순환에 매우 좋다.

3) 허리만 아픈 허리협착증 환자를 위한 지압법

요양관혈은 장골능의 수평선과 후면 정중선의 교차점 주변에 있다. 오장육부 중 요통과 관련이 깊은 신장, 명문의 위치와도 겹치는 곳이다. 따라서 요양관은 신장 과 명문의 기운이 허해진 일반적인 요통의 치료혈이다.

4) 엉치가 아픈 허리협착증 환자를 위한 지압법

환도혈(環跳穴)의 환(環)은 고리처럼 구부러진 것을, 도(跳)는 도약을 의미한다. 즉 무릎을 굽혀 도약할 때 발이 닿는 부위의 혈이 환도혈이다. 꼬리뼈에서 바깥쪽으 로 3분의 2 나간 지점에 위치한다. 고관절통증과 좌골신경통은 물론 환도혈 부위 에 혈액순환이 되지 않아 엉치가 아픈 허리협착증 환자들에게도 환도혈 지압이 효 과가 있다.

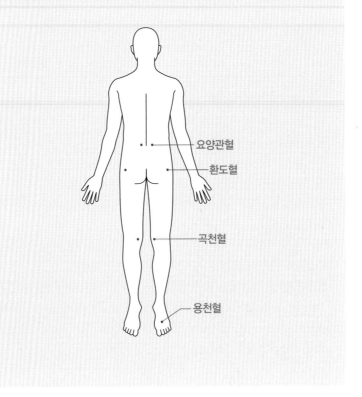

요양관혈

환도혈

곡천혈

용천혈

허리협착증은
MRI 결과만이 아니라
증상에 따라 구분해야 합니다

처음 허리협착증 진료를 시작할 때는 허리협착증이라는 병명에 사고가 국한돼 있었습니다. 저뿐만 아니라 많은 분들이 MRI상 허리협착이 심하면 수술이 필요한 엄청난 병이라고 생각하곤 했습니다. 즉 구조에만 사고가 묶이게 됐던 것이죠. 그런데 허리협착 증상은 허리 MRI상 협착된 정도와 일치하는 것은 아니라는 흥미로운 연구를 접했습니다. 일본 와카야마현에서 938명의 허리 MRI를 분석해 2013년 발표한 보고서에 따르면 50대 이상에서 64%, 60대 이상에서 80%, 70대 이상에서 83%, 80대 이상에서 93%가 중증도의 허리협착증을 앓고 있었습니다. 이 중 척추관이 3분의 2 이상 막힌 고도의 허리협착증 환자 17.5%에서만 허리협착 증상이 나타났고 82.5%는 무증상이었습니다.

MRI상 협착이 심한 경우조차 무증상인 경우도 많은 것입니다. 아니 무증상인 경우가 훨씬 더 많습니다.

MRI상의 협착상태와 증상이 일치하지 않는다는 것은 협착증의 또 다른 원인이 있다는 것을 말해줍니다. 저는 허리협착증을 만드는 또 다른 원인이 유착과 내과적 상태라 생각합니다. 여러 이유에 의해 척추관 주변에 유착이 심해지면 척추신경과 혈관의 흐름을 방해해 허리 협착 증상을 발생시킨다고 보고 있습니다. 또한 내과적 상태가 불량하면 척추에 쉽게 염증이 생기고, 적은 염증도 통증으로 보다 쉽게 인식하게 되는 약한 척추를 만든다고 봅니다. 따라서 MRI상 협착이 있다고 해서 모두가 병은 아니며, 허리협착증의 또 다른 원인인 유착과 내과적 상태를 개선하면 MRI상 협착은 있지만 증상은 없었던 와카야마현 사람 82.5%처럼 건강한 허리를 유지할 수 있다고 생각합니다.

간단히 정리하자면

1. 심한 협착이 있어도 증상이 없는 경우가 대부분입니다. 심한 협착뿐 아니라 다른 조건들이 더해질 때 비로소 증상이 나타나게 됩니다.

2. 구조적 협착, 근육인대의 유착, 내과적 기능 저하의 3가지 조건이 상호작용해 허리 협착 증상을 만들어낸다고 생각합니다.

3. 구조적 협착은 현재의 의학으로 해결할 수 있지만, MRI로 발견되지 않는 근육인대의 유착과 내과적 기능 저하를 해결하기 위해서는 도침과 한약치료가 필요합니다.

척추·관절 도침치료가 정답이다

이렇듯 허리협착증은 MRI로만 판단해서는 안 되는 종합적 질병입니다.

증상에 따라 분류한 허리협착증의 3단계

- **1단계:** 허리통증만 심하게 나타납니다.

- **2단계:** 허리통증 외에 엉치통증, 다리저림, 발바닥 감각이상 등 허리를 넘어서는 증상이 나타납니다.

- **3단계:** 걷다 쉬는 간헐성 파행 등 허리협착증에만 있는 혈류장애가 나타납니다.

이렇게 구분하면 현재의 허리협착증 원인을 알 수 있고 치료 또한 명확하게 진행될 수 있습니다. 이 부분은 뒤에서 또 자세히 설명하겠습니다.

허리협착증은 증상에 따라
3가지 유형으로 구분합니다

　허리협착증을 진단하는 데 MRI 판독 결과만큼이나 유효한 것이 증상입니다. 앞서 3단계로 구분해놓은 증상을 3가지 유형으로 바꿔 다시 한번 간단히 정리하면 다음과 같습니다. 첫 번째는 허리통증만 있는 유형, 두 번째는 허리통증은 별로 없는데 엉치통증과 다리저림, 발바닥 감각이상이 있는 유형, 세 번째는 걷다 쉬다를 반복하는 간헐성 파행이 있는 유형입니다. 예전에는 다리저림이 있었는데 지금은 허리통증만 있다면 현재 증상에 따라 첫 번째 유형에 해당한다고 판단합니다. 보통 첫 번째 유형은 가벼운 허리협착증에 해당하고 두 번째, 세 번째 유형으로 갈수록 허리협착증이 심해지는 경향이 있습니다.

각 유형별로 치료방법이 조금씩 다르고 치료기간도 차이 납니다.

첫 번째 유형은 허리통증만 있는 경우로 허리부위에서 퇴행과 유착이 일어난 인대에 의해 통증 증상이 나타납니다. 따라서 허리부위에서 퇴행과 유착이 일어난 인대를 치료하면 되는데, 이때 좋은 방법이 도침치료입니다. 도침으로 유착된 인대를 풀어주고 추나치료를 통해 척추의 정렬을 바로잡으면 허리통증이 사라지는 경우가 꽤 많습니다.

두 번째 유형은 허리를 넘어서는 통증 증상이 나타나는 유형으로 첫 번째 유형에 비해 치료기간이 조금 더 걸립니다. 그리고 고관절질환 등과도 감별이 필요합니다. 실컷 허리에서 비롯된 엉치통증이라 생각해서 치료했는데 알고 보면 고관절에서 비롯된 증상인 경우가 꽤 많습니다. 만약 고관절질환을 허리협착증으로 잘못 진단해 스테로이드주사를 맞게 되면 고관절통증이 더욱 악화되는 만큼 세심한 주의가 필요합니다. 또한 이 유형은 엉치부터 발바닥까지 여러 곳에서 증상이 나타나기 때문에 고관절 문제 외에도 신경포착, 족저근막염 등 발 자체의 질병과도 비교해 꼼꼼한 감별이 필요합니다. 이 유형은 다양한 질병과 비교하며 꼼꼼히 감별한 이후 허리협착증 문제가 맞다면 허리부위를 중심으로 몇 차례 도침치료를 하면 빠르게 저림 증상을 제거할 수 있습니다.

문제는 세 번째 유형입니다. 세 번째 유형은 첫 번째, 두 번째 유형에 비해 치료가 매우 어렵습니다. 이 유형에서는 걷다 쉬게 되는 허리협착증 특유의 간헐성 파행 증상이 나타나는데 이는 여러분절협착으로 진행된 심한 협착증 상태입니다. 하지만 못 고치는 것은 절대 아니고, 수술만이 답인 상황도 아닙니다. 물론 마비가 나타난 경우와 같은 일부는 수술이 꼭 필요합니다. 하지만 대다수는 도침치료를 통해 척추의 굳은 조직(유착)을 풀면 척추 내부의 압력이 차츰 줄어들게 됩니다. 여기에 한약치료를 병행해 뼈와 근육을 강화시키고 우리 몸의 전반적인 기능을 높여주면 환자에게 큰 무리 없이 치료를 할 수 있습니다.

실제로 환자들을 만나 치료하다 보면 도침치료와 한약치료를 진행한 결과 여러분절협착 증상인 간헐성 파행이 개선되는 경우가 많았습니다. 고령자의 허리협착증 중 다수를 차지하면서 기존요법으로는 치료가 어려운 세 번째 유형의 대표증상인 간헐성 파행에 대해 보다 자세히 알아보겠습니다.

간헐성 파행

간헐성 파행은 허리협착증 환자에게서만 볼 수 있는 고유한 증상이자 고령의 환자들이 많이 호소하는 증상이기도 합니다. 예전에는 한 번에 걸었던 거리를 지금은 조금만 걸으면 다리가 저려와 걷다 쉬다를 반복해야 합니다. 치료가 어려운 증상으로 손꼽히는데요, 그것은 간헐성 파행이 대표적인 여러분절협착 증상에 해당하기 때문입니다. 허리협착증 기간도 오래됐고 증상도 심합니다. 만약 간헐성 파행이 나타난다면 협착 증상이 심한 상태임을 알고 치료를 받도록 해야 합니다.

보통 허리협착증은 한분절협착에서 시작해 여러분절협착으로 발전해갑니다. 1992년 스코틀랜드 의사인 포터는 신경성 파행 환자 50명의 요추부 척수강조영술과 전산화 단층촬영을 시행해 그중 47명에게서 여러분절협착이 나타남을 보고했습니다. 이미 고령의 허리협착증 환자 상당수는 여러분절협착 증상을 갖고 있습니다. 국내 한 대학병원에서 허리협착증 환자를 분석한 결과도 여러분절협착이 한분절협착에 비해 2배 이상 많다고 보고하고 있습니다. 척추관 한분절협착은 정맥 울혈(鬱血, 피가 몰려 있는 증상) 상태를 발생시키지 않습니다. 반면 여러분절협착은 협착 사이에 신경근의 정맥 울혈 상태를 발생시키는데 이에 따라 역으로 동맥혈 공급이 저하되면서 신경근 부위에 산소 및 영양 공급 차단이 일어나 걷다 쉬게 되는 간헐성 파행 증상이 나타날 수 있습니다. 두 분절 이상의 협착, 즉 여러분절협착 시 간헐성 파행이 나타나는 것은 동물실험을 통해서도 증명됐습니다. 돼지를 이용한 동물실험에서도 10mmHg 압력으로 척추관에서 한분절협착을 일으키면 신경근 기능에 이상이 없으나, 같은 압력으로 두분절협착을 일으키면 혈류량이 64%나 줄어들면서 신경근 전도 속도가 감소했습니다.

간헐성 파행에는 2종류가 있습니다. 첫 번째는 양쪽 발 모두에서 간헐성 파행이 나타나는 경우로, 두 분절 이상에서 중심성협착(척추중심부의 협착, 주로 디스크탈출과 황색인대가 두꺼워져 발생합니다.)이 발생했기 때문입니다. 두 번째는 한쪽 발에서 간헐성 파행이 나타나는 경우로, 위쪽 허리분절에는 중심성협착이, 아래쪽 허리분절에는 측방성협

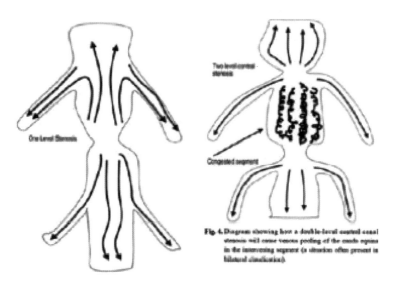

〈척추의 두 분절이 협착이 되어야 정맥울혈이 발생하며 간헐성 파행이 된다〉 Spinal Stenosis and Neurogenic Claudication: Spine/1996/Porte

착(신경이 척추에서 나오는 측면부의 협착)이 발생했기 때문입니다. 따라서 환자에게 간헐성 파행이 나타나는지, 나타난다면 양쪽 또는 한쪽 발 중 어느 쪽에서 나타나는지 여부를 살펴서 허리협착증의 현재 상황을 진단하고 치료계획을 세워야 합니다.

이렇듯 간헐성 파행이 나타났다면 이는 두 분절 이상에서 협착이 있는 여러분절협착증이라는 뜻이며, 기존의 치료법과는 다르게 접근해야 합니다. 더불어 한쪽 발에서만 간헐성 파행이 나타나는지, 양쪽 발 모두에서 나타나는지에 따라서도 협착증의 상태가 다르므로 접근을 달리해야 합니다.

간헐성 파행이 있다는 것만으로도 이미 여러분절협착 증상과 함께 지속적으로 협착이 진행되고 있음을 알 수 있는데요, 스테로이드주사나 수술은 일시적으로는 효과가 있지만 오히려 시간이 지나면 여러분절협착을 가속화할 수 있기 때문에 선택 시 주의가 필요합니다. 이러한 여러분절협착증은 일시적 치료가 필요한 질환이 아닌, 인체의 '노화'와도 관련이 깊기 때문에 평생관리가 필요한 질환입니다. 따라서 구조적 협착을 성급히 개선하려다 평생관리를 망칠 것이 아니라, 평생 반복적으로 적용 가능한 안전하고 효과적인 방법을 고안해야 합니다. 도침치료를 통해 간헐성 파행의 주된 원인인 두꺼워진 황색인대를 비롯해 허리 중심부의 굳은 유착을 풀어주면 도움이 됩니다.

또한 간헐성 파행 환자들은 손발이 차고 혈액순환이 저하된 경우가 많아 손끝 발끝으로 혈액순환을 촉진시키는 한약치료가 크게 도움을 줄 수 있습니다.

간헐성 파행을 동반한 심한 여러분절협착증은 우리 몸의 노화와 관련이 있어 치료가 만만치 않은 영역입니다. 하지만 분명한 점은 평균수명이 늘어난 요즘 시대에 최대한 건강한 척추관절을 유지하고 살아가기 위한 '도움' 측면의 치료가 필요한 것은 분명하며, 여기에 '한의학'이 도움이 된다는 이야기를 전하고 싶습니다.

결국 허리협착증 치료를 위해서는 뼈를 튼튼히 해야 합니다

허리협착증 중에도 잘 치료되는 협착증과 잘 치료되지 않는 협착증이 있습니다. 실제로 협착 증상이 심해도 뼈가 튼튼하고 근육이 잘 유지돼 있으면 치료가 쉬운 데 반해, 증상이 심하지 않아도 뼈가 약하고 근육이 줄어들면 치료가 어렵습니다. 《동의보감》과 한의학에서는 같은 증상이라도 실증이면 치료가 빠르고 허증이면 치료가 더디다고 했는데, 허리협착증 역시 척추뼈와 근육이 약한 허증에 해당하면 치료가 더딘 것 같습니다. 허리통증에 5단계가 있다고 했는데 그중 마지막 단계가 골다공증과 근감소증이 많이 진행된 허리협착증으로 생각됩니다. 그 단계에 이르면 허리협착증으로 인한 증상 해결뿐 아니라 골밀도 강화와 근육량 증가가 꼭 필요합니다. 더 나아가 가벼운 허리협착증인 경우에도 증상 해결뿐 아니라 뼈와 근육의 강화를 고려한 장기적 관점의 치료를 해야 합니다. 그래야 노화에 의해 마지막인 5단계의 허리통증으로 진행되는 것을 최대한 늦추거나 막을 수 있습니다. 이는 마치 감기 치료 시 현재의 증상 해결에만 급급하기보다 장기적으로 면역강화를 고려한 치료가 필요한 것과 마찬가지입니다. 다시 한번 말하지만 협착 증상 치료만큼이나 중요한 것이 뼈를 튼튼하게 하고 근육을 유지하는 치료임을 꼭 기억해야 합니다.

허리협착증 치료 시 뼈 강화를 고려한 치료법을 쓰려고 한다면 스테로이드주사는 최대한 피해야 합니다. 보통은 허리협착증 치료 시 통증 제어를 위해 불가피하게 스테로이드주사를 사용하는 경우가 많습니다. 허리협착증 시술 시에도 사용하는 카테터를 통해 유착을 해결하기도 하지만 결국은 스테로이드주사가 주된 역할을 합니다. 그런데 스테로이드주사는 조골세포의 분화기능 억제 및 수명 감소에 따른 골 형성의 감소, 파골세포의 활동성 증가, 장에서의 칼슘 흡수 감소, 신장에서의 칼슘 배설 증가 등을 도와 뼈를 더욱 약하게 만듭니다. 또한 스테로이드 제제인 프레드니솔론을 저용량(2.5~7.5mg)으로 3~6개월 이상 복용하면 골절 발생 위험이 증가하며, 수년간 복용한 환자의 30~50%에서 골밀도 감소와 골절이 발생할 수 있다고 보고되고 있습니다. 무엇보다 스테로이드 투여는 초기부터 급격한 골 손실을 일으키기 때문에 가급적 피해야 합니다. 감기 치료 시 해열제 투여가 중요한 면역을 해칠 수 있듯이 허리협착증에 스테로이드 투여는 중요한 척추의 건강을 해칠 수 있습니다. 스테로이드뿐 아니라 어떤 치료를 선택하더라도 척추를 장기적으로 튼튼하게 할 수 있는 치료인가를 먼저 판단해야 합니다. 허리협착증 치료는 장기전임을 다시 한 번 명심하기 바랍니다.

그렇다면 뼈와 근육도 튼튼하게 하면서 허리협착증을 개선시킬 수 있는 방법은 무엇일까요? 우선 근육을 고려하는 근감소증이 있는데요, 최근 들어 주목하기 시작한 내용이라 아직 연구가 많지 않습니다. 이런 한계가 있어 이 책에서는 뼈 건강과 관련된 '골밀도'를 중심으로 이야기하고자 합니다. 골다공증을 동반하는 등 뼈가 약해진 허리협착증 환자의 경우 제 경험상 치료가 더딥니다. 또한 순간적으로는 통증이 호전되더라도 척추가 약하면 통증이 재발하는 경우도 많았습니다. 뼈를 튼튼히 하여 근본적으로 척추를 강하게 만들 수 있는 방법을 고민하게 된 까닭입니다.

제가 사용하는 도침요법으로 허리협착증 환자의 증상은 해결이 가능했지만 척추를 강화시키는 데에는 한계가 있는 것이 사실입니다. 혹여 기존의 골다공증 치료제가 장기적으로 뼈를 강하게 할 수 있는지도 확인해보았는데 이것 또한 골밀도를 개선하기는 하나 근본적인 뼈 강화에는 한계가 있다고 판단했습니다.

뼈를 강화해 근본적으로 척추를 튼튼하게 해줄 수 있는 한약처방을 고민하던 중 앞서 약을 연구한 분의 처방을 배울 기회가 생겼습니다. 사슴뿔인 녹각을 오랜 시간 달여서 녹각에 존재하는 칼슘과 교질을 충분히 추출해내는 것이 핵심이었습니다. 여기에 보조적인 약재들을 배합해 환자에게 처방했는데, 골밀도가 개선되는 것은 물론 환자가 호소하던 여러 근골격계질환이 호전됐습니다. 이렇게 찾아낸 처방을 '마디환'이라 이름 짓고 치료에 사용하고 있습니다. 다음은 이에 대한 몇 가지 치료 사례입니다.

골밀도 치료 사례 1

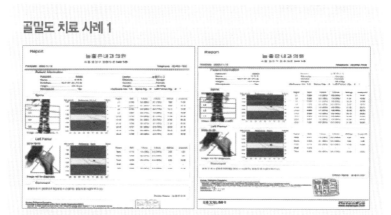

T scroe −2.5는 골다공증 여부를 판단하는 기준입니다. 숫자가 '0'에 가까워질수록 골밀도가 높다고 볼 수 있습니다. 위 박○○ 님의 사례를 보면 요추부위의 T score가 '−3.2'에서 '−1.8'로 변해 '0'에 가까워졌습니다. 골밀도가 개선됐다는 뜻입니다. 마디환 복용 후 골다공증 상태에서 골감소증 상태로 회복된 결과입니다. 이 환자의 경우 아침에 일어나면 허리가 심하게 뻣뻣하고 오랫동안 걸으면 허리에 힘이 빠져 잘 걷지 못했습니다. 이는 전형적으로 뼈가 약해진 허리통증 5단계 증상에 해당됩니다. 치료 후 아침의 뻣뻣한 허리 증상과 오래 걸으면 허리에 힘이 빠지는 증상이 현저히 개선됐습니다.

골밀도 치료 사례 2

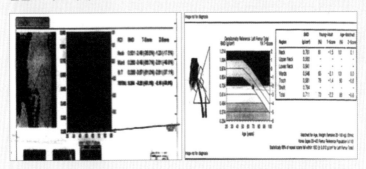

위 김○○ 님의 사례를 보면 2018년 고관절의 T score가 '-3.22'였는데 2019년에는 '-2.2'로 크게 개선됐습니다. 마찬가지로 마디환 복용 후 골다공증 상태에서 골감소증 상태로 회복된 것을 확인할 수 있습니다. 또 고관절에 항상 시큰거리는 통증이 있었는데 마디환 복용 후 시큰거림이 많이 감소했습니다.

골밀도의 기준

골밀도 측정을 위해서는 이중에너지 X선 흡수 계측법, 즉 DXA라는 방법을 사용합니다. 골밀도는 젊은 연령의 평균수치와 비교한 상대적 수치가 중요합니다. 이를 T수치라 부릅니다.

(정상) T수치 ≥ -1.0
(골감소증) -1.0 > T수치 > -2.5
(골다공증) T수치 ≤ -2.5

허리협착증 시술이
부담됩니다

    많은 분들이 허리협착증 시술을 받으면 호전될 수 있는지 묻습니다. 수술에 대한 불안감 때문입니다. 서양의학 전문가가 아닌 한의사 입장에서 가볍게 설명하자면 허리협착증 시술은 유착된 부위를 풀고 스테로이드 등을 주사하는 치료방법입니다. 하지만 유착된 부위를 풀어주는 것보다는 스테로이드를 효과적으로 사용하는 것에 초점이 맞춰져 있습니다. 카테터나 풍선 등으로 유착된 부위를 풀어주는 이유는 스테로이드 주사액의 전달을 용이하게 만들기 위함입니다. 스테로이드주사라는 것은 같으나 도구와 시술방법에 따라 신경근차단술, 신경성형술, 풍선확장술 등으로 구분됩니다.

    '신경근차단술'은 주삿바늘을 척추관 바깥 부위의 신경 가까이에

도달하게 한 후 국소마취제나 스테로이드를 신경 주변에 주사함으로써 신경 내 자극 전도를 완화해 통증을 줄이는 방법입니다. 이 시술방법은 허리협착증 외에도 디스크, 고령과 골다공증으로 인해 수술이 어려운 척추 환자들에게 광범위하게 쓰이고 있습니다. 시술시간이 10분 정도로 짧고 편리하며 가격이 저렴한 것이 장점입니다. 하지만 척추관 바깥부위에서 주사하기 때문에 유착이 심할 경우에는 척추관 내부로 스테로이드주사액이 전달되지 않는다는 한계가 있습니다. 이러한 한계를 극복하기 위한 치료방법이 신경성형술과 풍선확장술입니다.

〈신경근차단술〉

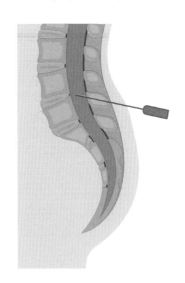

'신경성형술'은 꼬리뼈를 통해 통증을 유발하는 척추부위까지 주삿바늘이 달린 특수 카테터를 삽입해 유착을 풀고 주사액을 주입하는 치료방법입니다. 신경근차단술이 척추관 바깥에 스테로이드를 주사하는 데 비해 신경성형술은 꼬리뼈를 통해 척추관 내부로 접근해 보다 효율적으로 스테로이드를 주사합니다. 미국 텍사스 대학교의 라츠 박사가 개발한 시술방법으로 한때 국내에서 선풍적 인기를 끌었습니다. 척추 내부에 불필요하게 유착되거나 자라난 조직을 정리한 후 약물을 통해 염증을 가라앉히고 유착을 방지하는 원리입니다. 하지만 수백만 원의 치료비용 대비 효과 만족도가 높지 않다는 평가가 많으며, 결국 스테로이드주사에 의한 염증 완화일 뿐이지 허리협착증이

〈신경성형술〉

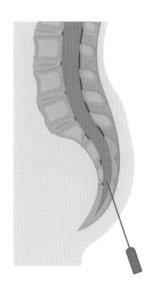

근본적으로 치료되지 않는다는 한계가 있어 그 정도 가격을 지불할 만한 치료인가에 대해 의사들 사이에서도 의견이 분분합니다.

'풍선확장술'은 풍선 모양의 특수기구를 척추 내부에 집어넣어 기구를 부풀림으로써 연부조직(황색인대 같은 척추 내부의 인대들)을 잠시 확장해 신경에 숨을 쉴 시간을 준다는 원리입니다. 혈관이 막혔을 때 풍선으로 확장하는 치료방법을 척추에 응용한 것입니다. 하지만 혈관의 경우 말랑말랑한 조직이기 때문에 풍선으로 확장이 가능한 데 반해 척추뼈 및 단단한 유착조직들이 과연 풍선을 통해 확장되는가에 대해서는 부정적 의견이 많습니다. 실제로 풍선을 통해 척추가 근본적으로 확장되지는 않고 결국 스테로이드주사액이 필요한 곳까지 효과적으로 전달되는 정도의 치료라는 평가가 대부분입니다. 사람마다 다른 스테로이드주사에 대한 반응 때문에 치료효과도 하루에서 1년까지로 너무 다양하고, 신경성형술과 마찬가지로 수백만 원에 달하는 치료비용 대비 효과가 떨어진다는 평가도 많습니다.

이 외에도 신경을 고주파를 통해 기절시키는 고주파열응고술, 척추 내부에 진통제 펌프를 삽입하는 시술 등 다양한 시술방법이 고안되고 있습니다. 이러한 시술방법들은 허리협착증 전 단계인 허리디스크 환자에게는 꽤 효과가 있는 편입니다.

하지만 허리협착증이 오래되거나 심해져 간헐성 파행이 나타나는 단계가 됐다면 이런 시술방법들을 써도 효과가 미미한 경우가 많습니다. 간헐성 파행이 나타나는 여러분절협착증 환자에게는 주사치료가 중심이 된 척추시술보다는 뼈를 튼튼히 하고 혈액순환을 원활하게 해주는 보다 근본적인 치료가 필요합니다. 현재의 시술방법이 효과가 떨어지는 또 한 가지 이유가 있습니다. 허리협착증의 경우 유착을 해결하는 것이 매우 중요하지만 현재의 시술방법으로는 주사액 전달을 위해 필요한 정도의 부분적 유착만 해결할 뿐 허리협착증 치료에 필요한 근육과 인대의 광범위한 유착은 해결하지 못합니다.

의사들 사이에서도 현재의 시술방법으로 허리협착증을 극복할 수 있을까에 대해서는 회의적인 시각이 많습니다. 따라서 허리협착증으로 인해 시술을 고민할 때 다음의 2가지를 꼭 참고하라고 말씀드립니다.

첫 번째, 허리협착증인지 허리디스크인지 구별해야 합니다. 이 둘은 구별이 쉽지 않습니다. 현재 본인을 고통스럽게 하는 증상이 허리협착증 때문인지 아니면 단순 디스크 때문인지를 전문가와 상의해 판단해야 합니다. 만약 초기 디스크라면 시술받았을 때 효과를 보는 경우가 많기 때문에 시술을 받아볼 만합니다. 그러나 허리협착증 때문이라면, 특히나 상태가 여러분절협착증 등으로 많이 진행됐다면 시술만으로는 효과가 없는 경우가 많습니다.

두 번째, 허리협착증이라면 초기, 중기, 말기 중 어느 단계에 해당하는지 구별해야 합니다. 만약 초기라면 허리디스크와 비슷한 상황이기 때문에 시술만으로도 효과를 볼 수 있지만 중기나 말기라면 시술효과가 만족스럽지 못한 경우가 많으니 시술이 아닌 다른 치료방법을 고민할 것을 권합니다. 특히 여러분절협착증이나 골다공증과 근감소증을 동반하는 중기 또는 말기의 허리협착증은 시술을 통해 해결할 수 있는 염증 외에도 유착 해결과 내과적 개선, 골밀도 증가 등 치료 시 고려해야 할 부분이 많습니다. 무엇보다 시술 시 주사되는 스테로이드가 척추의 퇴행을 오히려 심화시키기 때문에 중기나 말기 허리협착증 환자 중에서 혹 떼러 갔다 혹을 붙여 오는 경우도 있음을 명심해야 합니다.

방법이
수술밖에 없답니다

허리협착증 환자 중에 극심한 통증으로 일상생활이 불가능하거나 마미증후군이 발생하거나 장기간의 보존적 치료에도 효과가 없을 경우 수술을 고려하게 됩니다. 허리협착증과 관련한 수술은 다양한데, 대표적으로 후궁절제술과 척추유합술이 있습니다. 국내에서도 가장 많이 행해지는 수술방법입니다.

협착된 부위의 뼈를 떼어내는 후궁절제술

'후궁절제술'은 허리협착증을 유발하는 척추뼈를 일부분 제거하는 수술이며, 척추관 내의 압력을 줄이기 위해 시행됩니다. 후궁절제술에는 후궁 전체를 제거하는 Laminaectomy와 일부분을 제거하는

〈후궁절제술〉

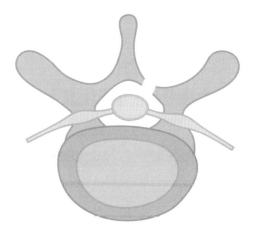

Laminoectomy가 있습니다. 1954년 페르비스트(Verbiest)에 의해 처음 시행된 이후 가장 대표적인 허리협착증 수술로 널리 실시됐습니다. 후궁절제술의 경우 척추뼈를 많이 제거하면 효과는 좋지만 관절불안 정성이 증가하는 부작용이 있고, 척추뼈를 적게 제거할 경우 관절불 안정성은 크게 유발하지 않지만 효과가 적다는 단점이 있습니다. 이처럼 후궁절제술은 겹겹이 쌓여 정교하게 움직이는 허리뼈를 일부 절개하기 때문에 장기적으로 관절의 불안정성을 높여줍니다. 이렇게 관절이 불안정해지면 허리뼈의 퇴행이 더욱 빨라지는 부작용이 생길 수 있습니다.

또한 허리협착증을 유발하는 뼈를 제거한 이후에도 유착이 형성돼 해당부위의 통증이 재발하는 경우가 있습니다. 후궁절제술 후 환자들에게서 유착은 흔하게 나타나는 현상으로 척추수술증후군 환자의 20~36%에서 유착이 발견됐다는 연구결과도 있습니다. 후궁절제술을 시행한 이후에 드물게 척수나 신경근의 손상, 마미증후군이 발생할 수 있으니 이 또한 유의해야 합니다. 이처럼 후궁절제술은 부작용이 있기 때문에 반드시 필요한 경우가 아니라면 피해야 한다는 것이 제 의견입니다.

척추관에 나사못을 삽입해 척추를 늘리는 척추유합술

'척추유합술'은 1933년 번스(Burns)가 처음 실시한 이후 현재까지도 가장 많이 행해지는 허리협착증 수술입니다. 허리협착증 환자 중 척추불안정성이나 추간판변성질환이 동반된 경우 척추유합술이 고려됩니다. 척추유합술은 접근 경로에 따라 전방접근 후체간 유합술(ALIF), 후방접근 후체간 유합술(PLIF), 경공접근법에 의한 후체간 유합술(TLIF) 등으로 나눕니다.

척추유합술의 가장 큰 부작용은 인접분절이 퇴행된다는 것입니다. 척추유합을 시행한 부위의 운동성이 저하되기 때문에 아래와 위의 척추분절에 압박이 커져, 척추유합술을 시행한 분절 위아래에서 디스크탈출 및 퇴행의 변화가 많이 나타난다는 의미입니다. 이마가마(Imagama) 등이 1021건의 척추유합술 수술을 5년 동안 관찰한 결과, 5년 이내에 인접분절의 퇴행이 발생할 확률은 20~35%였으며, 이시하라(Ishihara) 등의 연구에 따르면 10년 이내 척추유합술을 시행한 사람에게 인접분절의 퇴행이 발생할 확률은 50~100%로 나타났습니다. 즉 해당부위의 허리협착증은 호전되나 인접척추에서 퇴행이 가속화되고 심지어 협착 증상이 새롭게 발생되기도 하니 수술 시 주의가 필요합니다.

수술 15년 후 효과를 비교하니 물리치료만 받은 경우와 차이가 없어

허리협착증 수술이 효과가 있는 만큼 필요하다는 연구결과도 있고 반면에 수술이 불필요하다는 연구결과도 있습니다. 영국에서 허리협착증 환자를 수술한 경우와 수술하지 않고 물리치료만 한 경우로 나눠서 장기간 관찰하며 증상 정도를 비교하는 연구를 진행했습니다. 수술 15년 후 수술을 한 환자와 하지 않은 환자를 비교한 결과 두 환자 간에는 차이가 존재하지 않았습니다. 허리협착증 수술이 단기적으로는 효과가 좋지만 시간이 많이 흐르면 물리치료만 받은 경우와 효과가 비슷해지는 것을 알 수 있습니다.

많은 전문가들은 허리협착증 수술을 최대한 피하라고 이야기합니다. 한편으로 같은 허리협착증 환자의 MRI를 보고도 수술을 할 것인지 말 것인지에 대한 의견은 의사들마다 다릅니다. 같은 환자를 두고 이처럼 다르게 진단하는 이유는 협착증이 심한 정도에 대한 일치된 평가방법이 부족하기 때문입니다. 또한 MRI상 협착 정도와 환자가 느끼는 증상의 정도가 일치하지 않는 경우도 많기 때문이고요. 앞에서 언급한 일본 와카야마현의 연구에 따르면 척추관이 3분의 2 이상 막힌 고도의 협착증 중 17.5%에서만 협착 증상이 있었고 82.5%는 무증상이었습니다. 그러니 MRI상 협착된 정도가 심하다고 해서 꼭 수술을 받을 필요는 없습니다. 오히려 통증을 일으키는 유착이나 내과적 원인 등을 잘 해결한다면 협착된 상태로 증상 없이 건강하게 생활할 수도 있습니다. 특히나 허리협착증은 수술한다고 해서 종결되는 것이 아니라 수술 후 오히려 척추 전체의 퇴행이 빨라질 수 있습니다. 따라서 마비나 대소변장애 등 꼭 수술을 해야 하는 경우가 아니라면 수술

척추 시술 또는 수술에서 꼭 고려해야 할 3가지

1. 시술을 이르는 여러 이름이 있으나 결국 스테로이드액을 주사해 신경부위의 염증을 줄이는 것이 대부분이다. 문제는 통증은 없어지지만 스테로이드로 인해 척추의 퇴행이 오히려 빨라진다는 점이다. 따라서 자주 할 수 있는 방법은 아니고 꼭 필요할 때만 제한적으로 해야 한다.

2. 수술은 허리뼈를 떼어내는 수술과 나사를 박는 수술이 대표적이다. 2가지 모두 시간이 지나면 협착 증상이 다시 시작되는 경우가 많고, 오히려 척추의 퇴행이 빨라지는 부작용도 있다. 따라서 마비 등 꼭 수술을 할 수밖에 없는 경우를 제외하고는 최대한 자제해야 한다.

3. 허리협착증은 MRI상 나타나는 구조적 협착, 척추뼈 사이의 유착, 내과적 기능 저하가 종합되어 증상이 나타난다고 생각한다. 따라서 유착과 내과적 기능을 동시에 해결하는 도침과 한약처방 치료를 고려해볼 필요가 있다.

결정은 정말 정말 신중해야 함을 다시 한번 강조하고 싶습니다.

혹시 허리협착증을 빨리 수술하지 않고 놔두면 이후 증상이 더 심해지는 것은 아닌지 불안한 분도 있을 것입니다. 한 연구에서 허리협착증 수술을 하지 않은 32명의 허리협착증 환자를 추적관찰했더니 70%는 증상이 심해졌다 줄어들었다 했고, 15%는 증상이 안정됐고, 15%는 증상이 악화됐습니다. 이 연구의 핵심은 허리협착증은 수술하지 않고 그대로 두어도 대부분의 경우 증상이 악화되지만은 않는다는 것입니다. 따라서 허리협착증은 대소변장애나 성기능장애처럼 수술이 꼭 필요한 긴급상황이 아니라면 증상의 진행 정도를 충분히 지켜보며 수술을 결정해도 늦지 않는다고 생각합니다.

2

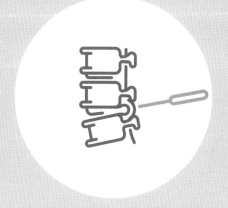

도침으로 치료하기

스테로이드보다 좋은
도침요법

결론부터 이야기하면 허리협착증의 효과적인 치료를 위해 '도침요법'을 권합니다. 허리협착증을 도침으로 치료해야 하는 이유는 다음과 같이 구체적이고 명확합니다.

첫 번째, MRI상 척추관협착이 진행됐다고 해서 모두 병은 아닙니다. 즉 증상을 일으키지 않는 협착부위는 치료대상이 아니에요. 일상생활에서 어려움을 겪게 하는 증상만 치료하고 나머지는 운동으로 해결하는 것이 좋은 방법입니다. 도침요법은 절개 없이 침치료를 통해 증상을 일으키는 협착부위만 콕 집어 치료할 수 있는 간편한 방법입니다. 따라서 치료 후 회복에 대한 큰 부담 없이 증상부위만 선택적으로 치료할 수 있습니다.

두 번째, 허리협착증으로 인해 발생하는 허리통증, 다리저림, 발바닥 감각이상은 유착으로 인한 경우가 많습니다. 근육과 인대가 딱딱하게 굳어진 상태인 유착을 풀어주는 데는 미세한 칼날 모양의 도침요법이 효과적입니다.

세 번째, 허리협착증을 치료할 때는 수명연장을 고려해 100세까지 튼튼한 척추를 만들겠다는 것을 목표로 해야 합니다. 이것이 모든 치료가 '척추 전체를 튼튼하게 하는 방향'으로 진행돼야 하는 이유입니다. 도침으로 유착을 풀어주고 추나치료 등을 통해 척추정렬을 바르게 해주면 척추 전체의 구조가 좋아져 튼튼한 척추를 만들 수 있습니다.

네 번째, 허리협착증으로 인해 발생하는 증상은 허리뿐 아니라 '내과적 상태'가 불량할 때 더욱 심해지고 재발 가능성도 높아집니다. 한약처방 등의 한의학적 치료는 내과적 문제 개선에 도움이 됩니다.

중국에는 우리나라의 도침요법과 같은 침도요법이 있어서 칼 모양의 침을 활용한 허리협착증 치료를 진행하고 있는데요, 그 경험이 우리보다 더 오랫동안 누적돼 있습니다. 중국의 침도요법을 이용한 허리협착증 치료 관련 연구들을 잠시 살펴보겠습니다.

중국에서 침도요법을 이용한 허리협착증 치료 시 어떤 포인트를 치료하는가에 관해 분석한 결과가 있습니다. 연구에 따르면 침도치료 시 가장 많이 선정된 자입부위는 극돌기 또는 극돌기 사이의 양측 0.5cm 이하가 24건으로 가장 많고, 1~3cm 이하 14건, 3~5cm 이하 10건, 5cm 이상이 1건 있습니다. 둔부 및 하지 11건, 횡돌부위 7건, 그 외에도 극돌기 옆 소관절돌기 부근, 척추관 외부 입구 부근, 천골능선 정중앙 및 천골후면 부근 등의 부위에 자입하기도 했습니다. 이는 허리협착증의 주요원인이 되는 유착을 해결하기 위한 침치료 자리에 해당합니다. 중국의 침도요법 포인트를 보면 허리협착증 환자에게 나타나는 허리 주변의 광범위한 유착 해결에 치료목표를 두었음을 확인할 수 있습니다.

침도요법의 효과와 다른 치료들의 효과를 비교한 연구도 있습니다. 허리협착증 환자들을 침도시술군 40례와 허리견인치료군 40례로 나눠 치료효과를 비교했는데요, 침도시술군의 경우 치유 22례(55%), 호전 16례(40%), 무효 2례(5%)로 95%의 호전을 보였고, 허리견인치료군의 경우 치유 5례(13%), 호전 26례(65%), 무효 9례(22%)로 78%의 호전을 보였습니다. 허리협착증 치료에 광범위하게 활용되는 견인치료에 비해 침도치료가 더욱 좋은 효과를 보였음을 알 수 있습니다.[실제 제가 임상을 해보면 서서히 척추를 늘리는 견인치료에 비해 굳은 유착을 즉시 풀어주는 도침치료(침도치료)가 허리협착 증상 해결에는 더욱 빠른 효과를 보이는 것을 확인할 수 있습니다.] 증상을 빠르게 해결하는 침도치료와 허리 내부의 공간을 늘려주는 견인치료를 함께 해준다면 훨씬 더 좋은 효과가 있을 것으로 생각됩니다.

또 다른 연구에서는 침도시술군과 경막외스테로이드주사군 각각 30례씩의 치료효과를 비교했는데, 침도시술군에서 완전치유 18례, 유효 9례, 호전 2례, 무효 1례로 96.7%의 유효율을 보였고, 경막외스테로이드주사군에서는 완전치유 11례, 유효 8례, 호전 5례, 무효 6례로 80%의 유효율을 보였습니다. 즉 침도치료의 효과가 스테로이드주사보다도 좋았음을 알 수 있습니다. 여기서 짚고 갈 것이, 저는 허리협착 증상들이 신경부위에서 생기는 염증으로 인한 것이라면 스테로이드 효과가 단연 좋았을 것이라고 봅니다. 하지만 허리협착 증상들은 염증이 아닌 유착에 의해 생기는 경우가 많고, 따라서 유착을 해결하는 침도치료가 유착을 오히려 발생시키는 스테로이드 치료에 비해 우수한 결과를 나타낸 것이라고 생각합니다. 스테로이드주사는 염증을 줄여 통증을 감소시키는 데 탁월한 효과가 있지만, 척추로의 혈류 순환을 방해해 장기적으로 유착이 심해지는 부작용을 가져옵니다. 따라서 염증으로 인한 통증이 너무 극심한 경우에는 스테로이드주사를 활용할 수도 있겠으나 유착이 중심이 된 허리협착증 치료에는 스테로이드주사를 가급적 피하는 것이 좋습니다.

아직 더욱 많은 연구가 필요하지만, 침도요법에 관한 중국 논문의 연구결과를 통해 이와 비슷한 우리의 도침요법 역시 허리협착증에 많이 사용되는 견인치료보다, 때로는 스테로이드주사보다 더 효과가 있음을 확인하게 됩니다. 도침요법이 생소해서 치료를 망설이는 허리협착증 환자라면 위의 연구결과를 다시 한번 읽어보아도 좋을 듯합니다.

도침치료사례

"낙하산 용사도 허리협착증은 피하지 못했죠"

이○○ 님은 젊은 시절 공수부대에서 낙하산 훈련을 담당했습니다. 총 100회가량의 낙하산 훈련을 했다고 해요. 낙하산 훈련은 착지할 때 허리를 다치기 쉬워 매우 위험합니다. 착지하는 곳이 대부분 울퉁불퉁해서 착지하고 일어나는 동작을 할 때 허리나 관절을 삐끗할 수 있습니다. 다행히 100회가량의 훈련 동안 다친 적 없이 튼튼한 허리를 지켰습니다.

하지만 70세가 넘어가자 허리협착증이 찾아왔습니다.

허리협착증이 생긴 후 신경근차단술 시술을 받았습니다. 처음에는 효과가 있었으나 재발했고, 이후 효과를 보는 기간이 점점 짧아졌습니다.
여러 치료를 받았으나 역시 별 효과가 없어 다른 방법을 알아보던 중 지인의 소개로 본원의 도침요법을 알게 됐다고 합니다. 첫 상담에서 도침치료로 저림과 통증을 줄여 생활하는 데 불편함이 없도록 하는 것을 목표로 잡았습니다.

그렇게 2회의 도침치료를 받았고, 이후 저림과 통증이 많이 줄어들었습니다. 이전에는 저림과 통증 때문에 걷기가 힘들어 산책하지 못하는 것이 몹시 아쉬웠는데 도침치료를 받은 후부터 매일 1시간씩 산책하는 것이 가능해졌습니다. 지금은 일상생활을 어렵게 하는 통증과 증상은 사라지고 노화에 따른 은근한 허리통증만 있습니다. 좀 더 건강을 회복하기 위해 여전히 정기적으로 본원을 찾아 치료 중입니다.

도침치료 사례

"할머니가 드디어 지팡이에 안녕을 고했어요"

서○○ 님은 허리협착증으로 인해 다리가 저리고 다리에 힘이 빠지면서 허리가 구부러지는 증상을 겪고 있었습니다. 주변에서 수술받지 말라는 말을 여러 차례 듣고 나니 걱정이 많아져 수술은 받지 않고 주사치료에 의존하며 생활했습니다. 그런데 어느 순간부터 주사도 효과가 없고 다리에 힘이 빠지는 증상이 심해지면서 지팡이를 짚고 생활하게 됐습니다.

서○○ 님의 꿈은 지팡이를 던지고 당당하게 걷는 것이었습니다. 환자의 허리협착증 정도를 측정하니 ODI(요통장애평가지수) 수치가 최고점인 45점에 가까운 38점으로 상당히 심한 상태였습니다. 지팡이는 필수였고, 앉아 있는 자세와 서 있는 자세를 10분 이상 유지하기가 힘들었습니다. 통증 때문에 잠에서 계속 깨니 삶의 질도 급격히 저하됐지요. 산책은 엄두도 못 내고 그저 집 안 잔디밭에 나와 있거나 병원에 가는 것이 유일한 외출이어서 우울감까지 찾아왔습니다.

그러던 중 본원을 찾아 상담하고 도침치료를 시작했습니다. 주변의 입소문만 듣고 온 것이어서 처음에는 과연 효과가 있을까 반신반의하셨죠.
총 4회의 도침치료를 진행했고, 치료효과가 좋아서 움직일 때 통증과 저림이 사라지고 시린 느낌만 남았습니다. 다시 ODI 수치를 확인해보니 38점으로 증상이 심하던 것이 10점으로 감소했습니다. 정말 놀라운 호전이었습니다. 현재는 500m 이상 쉬지 않고 걸을 수 있고 앉기와 서기도 원하는 만큼 할 수 있는 상태가 됐습니다. 잠도 푹 잘 수 있고 무엇보다 지팡이에게 안녕을 고하는 소원을 이루게 돼 너무 기뻐하시는 모습을 보니 의사로서 더없이 흐뭇합니다.

서○○ 님의 경우 허리협착 증상이 심했는데, 뼈와 근육까지 약해진 5단계의 허리통증, 즉 골다공증과 근감소증을 동반한 상태였습니다. 이처럼 척추가 약해지면서 나타나는 허리협착증은 치료가 참 어렵습니다. 서○○ 님처럼 빠르게 호전된 것은 매우 드문 케이스여서 한편 놀랍고 한편 다행스럽습니다. 한약을 병행한 것도 빠른 치료효과를 보는 데 도움이 됐습니다. 허리협착증으로 인한 골다공증과 근감소증이 진행돼 걸을 때 힘이 없는 경우라면 도침과 한약치료를 병행해볼 것을 적극 권합니다.

도침요법으로 치료하는
허리부위의 주요 인대들

1 | 허리 중심부에 통증을 유발하는 극간인대

극간인대는 척추뼈 사이의 가운데 라인에 위치하는 인대입니다. 척추 좌우의 회전을 조절하며 척추 위뼈와 아래뼈를 잇는 중요한 역할을 합니다. 극간인대가 손상되면 허리 중심부에 통증이 발생하고, 이러한 손상이 통증의 발생과 치유를 반복하다가 장기간 누적되면 유착이 발생하게 됩니다. 젊을 때 허리 중심부에만 통증이 있다면 극간인대가 원인일 수 있습니다. 극간인대에 유착이 발생하면 척추뼈를 더욱 잡아당겨 협착을 심화시킵니다. 심지어 극간인대의 유착이 너무 심해지면 척추뼈 사이의 간격이 지나치게 좁아진 나머지 침 넣을 틈

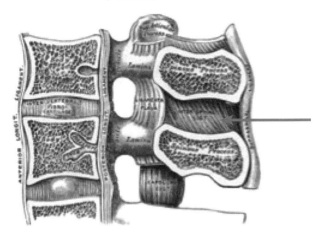

〈극간인대〉

을 찾기 힘든 허리협착증 환자도 많습니다. 이때 도침으로 극간인대의 유착을 풀어주면 허리 중심부의 잡아당기는 힘이 감소돼 협착 증세가 완화되고 척추 회전 시 허리뼈에 가해지는 부담도 줄어듭니다.

2 | 허리 좌우에 통증을 유발하는 후관절 주변과 후관절낭

후관절은 척추 후면부 좌우 양옆에 위치합니다. 허리뼈는 각각의 뼈 좌우에 돌기가 있는데 위쪽 돌기가 상관절돌기, 아래쪽 돌기가 하관절돌기입니다. 위뼈의 하관절돌기와 아래뼈의 상관절돌기가 서로 만나 후관절을 형성하고 이렇게 뼈가 층층이 쌓여서 척추관절을 형성합니다. 후관절은 척추의 굴곡운동뿐 아니라 회전운동을 담당하는데, 만일 후관절에 이상이 생기면 회전운동 등의 운동 시 과도한 힘이 발생해 골극이 형성되고 관절이 비대해져 허리협착증의 주요 원인이 됩니다. 후관절은 디스크와 함께 척추를 지탱하는 가장 중요한 구조물입니다. 허리협착증뿐 아니라 초기의 허리통증, 디스크탈출까지 모든 허리 병에 후관절의 퇴행과 틀어짐이 관여합니다. 허리협착증 환자들 중에 후관절로 인해 협착 증상이 나타난 경우가 많은 만큼 후관절 주변 인대들의 유착과 후관절 틀어짐을 바로잡는 것은 허리협착증 치료에도 매우 중요합니다. 특히 후관절의 퇴행과 틀어짐이 심해지면 기존 치료로는 효과가 크게 나타나지 않는데, 도침으로 후관절 주변의 조직을 풀어주고 추나치료를 통해 후관절의 틀어짐을 바로잡으면 치료효과가 매우 좋습니다. 또한 후관절의 틀어짐을 바로잡아주면 척추를 지탱하는 안정성이 좋아져서 허리의 퇴행이 원만하게 진행되도록 할 수 있습니다.

〈후관절〉

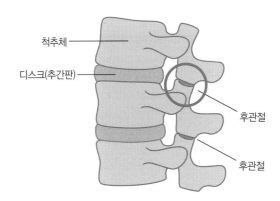

척추체

디스크(추간판)

후관절

후관절

3 | 척추 사이를 더욱 좁게 만드는 횡돌기 사이의 인대

각각의 척추뼈에는 횡돌기가 있고 위뼈 횡돌기와 아래뼈 횡돌기는 사이사이가 인대로 연결돼 있습니다. 이러한 횡돌기 사이의 인대가 척추뼈를 위아래로 잡아당겨 협착 증세를 심화시키는 원인이 됩니다. 따라서 횡돌기 사이의 인대를 도침으로 정확히 풀어주면 위아래로 걸리는 압력을 낮춰서 허리협착 증상을 완화시킬 수 있습니다. 젊을 때 척추를 삐끗하면 척추뼈가 한 방향으로 회전된 상태에서 횡돌기 인대가 딱딱하게 굳는 경우가 많습니다. 이럴 때 도침요법으로 횡돌기 사이의 인대뿐 아니라 횡돌기 주변부의 근육들도 함께 풀어주면 잘못 회전된 척추뼈를 바로잡는 데 도움이 됩니다. 허리협착증뿐 아니라 젊은 사람 중에 척추를 회전할 때 한쪽에서만 통증이 나타나는 경우가 있다면 횡돌기와 연결된 인대와 근육이 원인인 경우가 많습니

〈횡돌기 사이의 인대〉

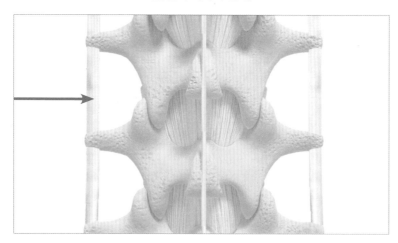

다. 횡돌기를 잘 치료해주면 허리협착증과 척추 회전 시 나타나는 여러 통증을 해결하는 데 도움이 됩니다.

4 | 척추 내부를 좁게 만드는 황색인대

황색인대는 척추 깊숙이 위치한 인대로, 척추의 불안정성이 심해질수록, 척추노화가 진행될수록 두꺼워집니다. 황색인대가 두꺼워지면 척추 내부의 공간이 좁아져 협착 증상이 발생합니다. 척추는 우리 몸을 지탱하는 기둥입니다. 하지만 나이 들어감에 따라 디스크탈출이 생기고, 후관절이 틀어지고, 뼈가 약해지고, 근육이 약해지면 척추는 불안정해집니다. 이를 '척추불안정성'이라고 하시요. 척추불안정성이 나타나면 우리 몸은 황색인대를 두껍게 만들어 몸을 지탱하게 됩니다. 건강한 척추를 위해 황색인대가 일정 정도 두꺼워지는데

〈황색인대〉

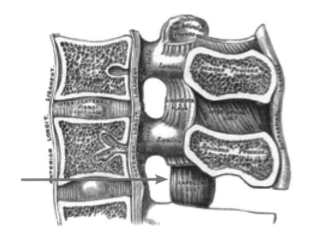

너무 두꺼워지면 척추 내부의 압력이 높아지고 허리협착증을 유발하는 요인이 됩니다. 허리협착증의 가장 심한 증상인 간헐성 파행에 중요하게 관여하는 구조물이 황색인대입니다. 여러분절협착증이 있을 때, 특히 여러 분절 중 한 곳이 척추의 중심부가 두꺼워지는 중심성협착증일 때 간헐성 파행이 나타납니다. MRI로 황색인대의 두께를 측정해보면 중심성협착증 환자들의 황색인대는 평균 7~8mm, 대조군에서는 4mm 이하로 측정됩니다. 황색인대의 두께가 협착증에 영향을 미치는 만큼 만일 황색인대의 두께가 증상을 일으킬 정도로 두껍게 측정됐다면 황색인대에 대한 치료가 필요합니다. 중심성협착증은 황색인대가 직접적 압박 원인인 만큼 황색인대와 주변을 치료하면 증상이 호전될 수 있습니다.

척추수술 후 통증관리에도
도침요법이 좋습니다

척추수술을 했지만 여전히 허리통증이 있는 경우도 많습니다. 보통 수술 후 2~3년이 지나면 허리통증이 다시 생기곤 합니다. 왜 수술까지 받았는데 다시 통증이 시작될까요? 그것은 척추수술을 받은 부위를 중심으로 유착이 발생했기 때문입니다. 척추 내부의 유착과 척수신경근통과의 관계를 비교한 결과 척추 내부에 광범위한 유착이 있는 환자에게서 신경근통이 발생할 확률이 유착이 없는 환자에 비해 3.2배나 높았습니다. 즉 척추 내부에 유착이 있는 경우 허리통증 재발 확률이 매우 높음을 알 수 있습니다.

한 연구에 따르면 요추부위에 척추수술을 받은 환자 600명을 분석한 결과 수술 전에는 0.67%에서만 신경근 주위에 유착이 있었으나 수술 후에는 11%에서 유착이 나타났습니다. 여러 차례 척추수술을 시행한 400명의 환자에게서 두 번째 수술 이후 신경근 주위의 유착 발생률은 무려 47%였습니다. 즉 수술이 거듭될수록 유착 발생률 또한 높아졌습니다. 척추수술의 한 종류인 후궁절제술을 받은 환자의 20~36%에서도 유착이 발견됐다고 합니다.

이렇듯 척추 내부에 유착이 나타나면 신경근의 염증과 신경근의 운동장애를 유발해 통증이 발생합니다. 또한 유착은 척추 내부 정맥의 흐름을 방해하고 정맥 내 압력을 높여 통증을 악화시키고 허리협착증의 특징적 증상인 간헐성 파행을 발생시키기도 합니다. 더 나아가 유착조직은 신경근을 고정시킴으로써 긴장이나 압박에 대해 신경근의 민감도를 증가시키기도 하고, 병소부위로 가는 약물 전달을 방해하기도 합니다.

이러한 유착을 해결할 방법은 없을까요? 지금까지 도침치료를 해보면 수술 후 환자 모두에게서는 아니지만 상당수 환자들에게서 증상이 호전되는 것을 확인했습니다. 도침은 끝이 칼 모양이어서 조직을 절개할 수 있습니다. 척추 내부에 유착이 발생한 경우 주변의 인대와 근육 역시도 유착된 경우가 많은데, 신경근 주변의 깊은 유착뿐 아니라 척추뼈 주변의 유착을 박리하는 데도 칼 모양의 도침이 매우 효과적입니다. 유착된 조직을 도침으로 절개하면 해당부위의 순환이 개선되고, 절개된 조직은 인체의 회복력에 의해 정상조직으로 재생됩니다. 이러한 과정을 통해 척추는 다시 역학적 효율성을 회복하고 퇴행의 속도는 늦춰집니다.

도침요법과 동시에 '혈류순환을 강화하는 한약치료' 역시 수술 후 통증을 일으키는 유착을 해결하는 데 도움이 됩니다. 혈류순환을 방해하는 기저질환(예를 들면 심장질환 같은)이 있는 환자의 경우 유착이 더욱 심하게 발생합니다. 따라서 척추부위로의 혈류순환을 강화시켜주는 한약치료를 하면 유착이 발생하는 것을 막을 수 있습니다.

도침요법과 한약치료로 유착을 해결한 사례는 많습니다. 그중 기억나는 환자는 수술 후 발생한 허리통증을 도침으로 치료받았던 80대의 환자입니다. 이 환자는 디스크가 터져 두 번이나 수술을 했습니다. 수술은 성공적이었지만 수술 이후 어느 날부터인지 걷는 게 너무 힘들어져서 짧은 거리를 걷는데도 여러 번 쉬어야만 했습니다. 특히 아침마다 고개 숙여 머리를 감는 것이 힘들 정도로 생활 속에서 많은 곤란을 겪었습니다. 그러다가 주변의 권유로 도침치료를 시작했고 도침을 척추에 찌르면 내부에 강한 저항감을 느꼈습니다. 마치 딱딱한 고무찰흙에 침을 찌르는 느낌이 들 정도로 저항감이 강했습니다. 바로 이렇게 비정상적으로 조직이 딱딱해진 것이 유착입니다. 디스크가 터지고 두 차례의 수술을 받는 과정에서 환자의 척추관절에 단단한 유착이 생겼던 것입니다. 도침으로 유착을 몇 차례 절개하고 풀어주고 동시에 혈류순환을 강화하는 한약을 투여하니 간헐성 파행이 호전되는 것은 물론 허리가 부드러워져 고개 숙여 머리를 감는 것까지 가능해졌습니다.

"허리협착증이 좋아지고 불면증도 호전돼 일상을 되찾았어요"

김○○ 님은 허리협착증으로 인한 여러 가지 증상에 시달리던 중, 걸을 때 힘이 빠지고 불안불안해지기까지 해 지팡이를 사용하고 있었습니다. 100~200m만 걸어도 다리가 땅기고 쉬어야 하는 게 불편하기도 하고 남들 보기도 부끄러워 쉬엄쉬엄 걸을 수 있는 골목길로 다녔다고 합니다.

본원을 찾았을 때 허리협착증으로 인한 간헐성 파행 외에도 근력이 위축돼 있었습니다. 여러 가지 치료에도 호전이 없다 보니 수술을 고민하던 찰나, 마지막 수단이라 생각하고 도침치료를 받아보기로 했습니다.
처음에는 눈에 띌 만큼 차도가 있는 것 같지 않더니 어느 날 환자가 한의원 문을 열고 빠른 걸음으로 걸어 들어오는 것이 아닙니까? 지팡이도 없이 500m 거리를 한 번도 쉬지 않고 걸었다고 합니다. 놀라웠습니다. 요통장애평가지수인 ODI 수치가 최초의 38점에서 현재는 20점으로 낮아진 데서 많이 호전된 것을 볼 수 있었어요. 이후로도 환자의 증상은 계속해서 호전됐으며, 특히 한약치료를 병행한 결과 잠을 이루기 어려웠던 문제까지 해결돼 생활의 질이 개선됐다는 점에 크게 만족해했습니다.

이 환자를 포함해 많은 허리협착증 환자들이 허리통증과 협착 증상 외에도 불면증 등 다양한 내과적 증상에 시달리고 있습니다. 허리협착 치료 시 내과적 증상까지도 복합적으로 대응하면 환자의 만족도는 크게 높아집니다. 따라서 고령의 허리협착증일수록 다양한 통증과 증상에 동시에 대응할 수 있는 한의학치료가 정말 좋구나, 의사로서도 다시 한번 느낍니다.

도침치료사례

"허리협착증뿐 아니라 허리디스크까지 발병해 괴롭습니다"

신○○ 님은 허리협착증 진단을 받은 환자이긴 하나 평소에는 거의 통증을 느끼지 못하다가 매년 1~2회씩 허리에 강한 통증을 느끼는 케이스였습니다.

사실 많은 허리협착증 환자들이 허리통증으로 인해 MRI를 찍고 허리협착증 진단을 받긴 해도 곧 통증이 사라지는 바람에 내가 진짜 허리협착증에 걸렸는지 의아해하곤 합니다. 제 생각으로는 구조적 협착은 있되 그것이 증상을 일으키지는 않고 디스크의 탈출과 염증이 매년 반복되면서 통증을 일으키는 것이 아닌가 싶습니다. 마치 발바닥의 굳은살이 통증을 일으키는 것이 아니라 무리한 활동으로 새로 생긴 티눈이 통증을 일으키는 것과 비슷하지요. 이처럼 허리협착증이라고 해서 모두가 통증과 증상을 일으키는 것은 아닙니다. 만약 갑자기 강렬한 통증이 생겼다면 허리협착증보다는 새롭게 발생한 디스크탈출에 의한 경우가 더 많을 수 있으니 세심하게 살펴보시기 바랍니다.

신○○ 님도 2017년 허리협착증 진단을 받은 후 마치 연례행사처럼 매년 1~2회씩 강한 통증을 느껴왔다고 합니다. 그럴 때마다 스테로이드주사 등의 치료로 버티다 올해 들어 새로운 통증을 느끼고 본원을 찾게 됐습니다.

처음 내원 당시에는 앉았다 일어날 때 다리가 저리는 증상이 심해 정상적으로 걷기가 어려울 정도였어요. 이러한 통증 양상은 허리협착증에 의한 것이라기보다는 새로 생긴 디스크탈출에 의한 것이라는 판단이 들었지요. 그래서 디스크탈출에 준해 도침치료를 했고, 1차 치료 후 통증의 척도인 VAS 수치가 10에서 5까지 절반으로 줄었고, 2차 치료 후에는 VAS 수치가 3까지 줄어들었습니다.

허리협착증 진단을 받은 환자들은 많은 경우 몸에 나타나는 모든 통증의 원인을 허리협착증으로 인한 것이라 오해하게 됩니다. 마치 당뇨 진단을 받으면 이후로 나타나는 모든 신체 증상을 다 당뇨 때문으로 여기는 것과 같지요. 하지만 알고 보면 증상의 원인은 새로 발생한 디스크탈출(허리디스크), 후관절퇴행, 고관절 문제 등등으로 인한 경우가 더 많습니다. 그리고 이런 증상들은 가벼운 치료로도 쉽게 호전됩니다.

이를 허리협착증으로 오인하고 계속 그 안에서 원인을 찾게 되면 '심한 허리협착증 때문이다.'라는 생각에 수술 외에는 방법이 없다는 등의 잘못된 결론에 이르는 실수를 할 수 있습니다. 허리통증과 다리저림 등 허리협착 증상은 허리부터 발끝까지 넓은 부위에서 불쑥불쑥 나타나기 때문에 다른 다양한 질병에서 비롯된 경우도 많습니다. 따라서 허리협착증 치료에는 다양한 경우를 예상하고 열린 자세로 치료하는 것이 꼭 필요합니다.

고령자의 허리협착증은
10종 요통 중 '신허요통'과 비슷합니다

현재 허리협착증은 척추의 구조물들이 퇴행하고 두꺼워져서 발생한다는 것이 일반적 생각입니다. 하지만 구조물을 훤히 볼 수 있는 MRI로 허리협착증을 진단하더라도 증상과 일치하지 않는 경우가 많습니다. 또한 구조적 협착을 해결하기 위한 수술치료도 효과가 완전하지 않아서 시간이 지나면 오히려 척추 퇴행이 가속화되고 수술부위를 중심으로 새로운 유착이 발생해 다시 통증이 나타나는 경우도 있습니다.

척추의 구조와 협착 증상의 불일치는 어디에서 발생할까요? 저는 거듭 언급했듯이 척추의 유착 정도와 내과적 차이가 증상의 차이를 결정한다고 생각합니다. 지금까지의 허리협착증 임상경험에 따르면 유착을 해결해주면 증상의 호전이 빠르고 내과적 상태를 개선해주면 증상의 호전이 빨랐습니다. 특히 내과적 상태는 허리협착증의 퇴행이 얼마나 빠르게 진행될지를 결정하는 데 매우 중요합니다. 예를 들어 당뇨가 있는 경우 척추 내부의 혈관 상태가 좋지 못하고 인대 역시 빨리 유착돼 허리협착증이 빠르게 진행되는 경향이 있으며, 소화기장애, 천식, 불면증 등 내과적 상태가 좋지 않은 경우 허리협착증의 특징적 증상인 간헐성 파행이 심하게 나타나는 것은 물론 허리의 퇴행도 빠르게 진행됩니다.

내과적 상태가 좋지 않을 경우 협착 증상을 악화시키는 것은 물론 허리의 퇴행도 빠르게 진행시키기 때문에 내과적 상태 개선은 성공적인 허리협착증 치료와 관리에 매우 중요합니다. 하지만 현재까지 내과적 상태와 허리협착증 간 관련성에 대한 연구가 부족하다 보니 대부분의 허리협착증 치료는 허리에만 국한돼 있고 내과적 관리는 시도조차 하지 못하는 상황입니다. 저는 기존의학에서 가장 부족하다고 생각하는 허리협착증의 내과적 관리와 치료를 위해 《동의보감》의 10종 요통에 주목했습니다.

《동의보감》에는 10종 요통이라는 개념이 있습니다. 허리통증, 즉 요통의 종류를 10가지로 본 것이지요. 경험상 《동의보감》 10종 요통 중 허리협착증과 관련한 개념들을 활용할 경우 협착 증상의 호전이 빨랐으며 협착 증상의 재발은 적었습니다. 뿐만 아니라 고령의 허리 협착증과 함께 나타나는 여러 내과적 증상도 동시에 해결되는 경우가 많았습니다.

허리협착증 치료에 귀중한 단서를 제공할 《동의보감》의 10종 요통에는 신허요통, 담음요통, 식적요통, 좌섬요통, 어혈요통, 풍요통, 한요통, 습요통, 습열요통, 기요통이 있습니다. 이 중 허리협착증과 밀접한 관련이 있는 개념은 신허요통, 담음요통, 습열요통이라고 생각합니다.

우선 신허요통에 대해서 살펴보겠습니다. 신허요통은 인체의 노화로 힘줄이 약해지고 뼈가 약해지면서 나타나는 요통을 말합니다. 오장육부 중에서 신장의 기운이 약해지면 처음 나타나는 증상이 바로 요통입니다. 특히 신허는 뼈의 약화와도 관련돼 있어 정강이가 시린 증상이 나타나기도 하고 조금만 걸어도 약해진 뼈가 몸을 지탱하기 어려워 쉽게 피곤해지는 증상도 나타납니다. 나이가 들어서 증상이 나타나는 허리협착증 환자의 대부분은 노화로 인한 요통인 신허요통을 바탕에 깔고 있다고 생각합니다. 특히 오래된 허리협착증은 골밀도가 떨어지고 근감소증이 동반되는 경우가 매우 많은데, 이런 중증 협착증에도 신허요통의 개념에 입각한 치료가 큰 도움이 될 수 있습니다.

허리협착증에 두루 나타나며 골다공증과 근감소증을 발생시키는 신허요통을 치료하는 방법은 무엇일까요?

신허요통은 인체의 생명에너지가 점점 고갈되는 '노화'와 높은 관련성이 있습니다. 따라서 시술, 수술 등 외과적 방법만으로는 치료에 한계가 있으며 반드시 노화로 허약해진 몸을 보강하는 치료가 필요합니다. 이때는 근력 저하와 골밀도 증가, 혈류순환 증가를 도와줄 수 있는 건강식품 섭취나 한약치료가 효과적입니다. 신허요통을 개선하기 위해 한약치료로 몸을 보강하는 과정에서 노화와 관련한 청력 개선, 피로감 개선, 소변을 자주 보는 빈뇨 개선, 장운동 개선, 소화불량 개선도 함께 이룰 수 있으니 일석이조입니다.

노화에 따라 여러 증상이 두루 나타나면서 허리통증과 허리협착증도 심해진다면 《동의보감》에서 말하는 신허요통에 해당하니, 한의학 치료를 받아보시길 권합니다.

허리가 무겁게 아픈 '담음요통', 끊어질 듯 아픈 '습열요통'

한의학에는 '10병 9담'이라는 말이 있습니다. 인체에서 발생한 10가지 병 중 9가지는 담음으로 인한 병이라는 의미입니다. 담음은 인체에서 발생한 노폐물을 총칭하는 말로, 호흡기, 순환기, 소화기와 관련이 깊습니다. 이 중 허리통증을 발생시키는 담음(노폐물)은 특히 소화기와 관련됩니다. 현대인들은 아침, 점심, 저녁 세끼 외에 간식까지 먹는 경우도 많습니다. 그런데 먹는 횟수가 많아지다 보면 소화기가 휴식을 취하지 못해 소화기능이 점점 떨어집니다. 소화기능이 떨어지면 음식물이 100% 다 소화되지 못하고 노폐물이 돼 소화기를 중심으로 쌓이게 됩니다. 이렇게 쌓인 노폐물이 점점 여러 조직으로 퍼지다가 허리근육에까지 쌓이게 되는 것이 담음요통입니다.

허리협착증과 관련된 3가지 요통 중에서도 담음요통은 특별한 증상이 있습니다. 바로 허리근육에 쌓인 노폐물이 허리를 무겁게 잡아 당기는 느낌입니다. 실제 허리협착증 환자들 중에 허리가 무겁게 아프다는 분들이 매우 많았으며 이분들을 담음요통에 준해서 치료하면 효과가 매우 좋았습니다.

담음요통은 여성들에게서 많이 발생하는 것 같습니다. 여성들의 경우 출산과 갱년기를 거치며 소화기능이 떨어지는 경우가 많고, 소화기능이 떨어짐에 따라 인체 여러 곳에 노폐물이 쌓이게 됩니다. 이러한 담음요통 환자들의 경우 담음을 제거하는 것은 물론 담음의 근본원인인 소화기까지 치료해줘야 합니다. 담음요통을 치료하는 과정에서 소화기까지 치료하면 자연스럽게 노폐물이 빠져 체중도 줄어듭니다. 여성들의 담음요통을 치료하면서 항상 무겁던 허리가 가벼워졌다는 이야기와 함께 살이 빠져 몸도 가벼워졌다는 이야기도 많이 들었습니다. 《동의보감》에서 담음은 치료가 어렵다고 했는데, 실제로 담음요통도 주사나 시술 같은 다른 치료로는 잘 낫지 않습니다. 또한 담음은 허리통증 이외에도 다양한 증상을 유발하고 때로는 심각한 질환을 만들기도 하기에 꼭 치료가 필요합니다. 담음을 해결하는 대표적 약재인 창출, 반하, 진피, 후박 등으로 구성된 한약을 처방해 치료하면 담음으로 인한 다양한 증상이 해결되고 무겁게 당기는 허리통증도 치료될 수 있습니다.

마지막으로 허리협착증과 관련된 3가지 요통 중 하나인 습열요통에 대해 알아보겠습니다. 습열요통 환자들은 유난히 에너지가 넘치며 활동적인 성향이 강합니다. 또 잦은 술자리나 회식자리를 갖고 스트레스를 받다 보면 몸에 습열이 점점 쌓이게 되지요. 이런 상황이 반복되고 습열이 쌓이다 보면 허리가 끊어질 듯 아픈 통증을 느끼게 됩니다. 본인은 운동도 열심히 하며 허리에 근육도 많은데 허리통증이 유난히 심하다고 합니다. 저도 처음에는 습열요통에 대해 이해하기가 매우 어려웠습니다. 그러다가 한 환자의 허리통증을 치료한 것을 계기로 습열요통에 대해 눈을 떴습니다.

어느 날 유통사업을 하는 분이 내원해 사업 때문에 술자리가 많아 며칠 연속으로 술을 마셨더니 너무 피곤하고 허리가 끊어질 듯이 아프다고 호소했습니다. 지속적으로 술을 마신 후 나타난 허리통증이니 몸에 습열이 쌓여 있는 것 같았습니다. 그래서 도침치료와 함께 습열을 제거할 수 있는 한약처방을 했고, 한약을 모두 복용한 환자는 통증이 거의 사라질 정도로 효과를 봤다고 했습니다. 이후 비슷한 통증 양상을 보이는 많은 허리통증 환자들에게 습열요통을 치료하는 한약을 처방했습니다. 습열요통이 확실한 경우 한약의 치료효과는 매우 놀라웠습니다.

대체 '습열'이 무엇일까요?

한마디로 습하고 열한 것입니다. 장마철에 푹푹 찌는 듯 후덥지근한 느낌이 습열입니다. 대장이 중심이 되어 우리 몸이 전반적으로 후덥지근한 상태가 되는 것이 습열입니다. 그리고 이렇게 되면 허리에 끊어질 듯한 통증을 느낍니다. 《동의보감》에서는 습열을 피할 수 있는 핵심적 한약재로 지실, 황백, 대황 등을 제시하고 있습니다. 다만 이러한 약재들은 습열체질이 아닌 경우 복용할 때 부작용이 있을 수 있으니 주의가 필요합니다. 또한 《동의보감》에서는 습열을 빼는 다양한 처방 외에도 다음과 같은 생활수칙을 제시했는데 이는 습열요통뿐 아니라 허리통증으로 고생하는 분들 모두가 전반적으로 지키면 좋은 수칙이라 생각합니다.

1) 성질을 내고 큰 소리를 내지 말 것

2) 밥을 먹은 후 200~300보씩 걸을 것

3) 매일 아침은 배부르게 먹고 점심은 조금 적게 먹고 저녁은 먹지 않거나 아주 소식할 것

4) 밤에 간식하지 말 것

5) 술, 기름진 음식, 밀가루 음식을 피할 것

6) 성생활을 극히 피할 것

그 외의 10종 요통들_
한약이 꼭 필요한 협착증 유형

　　10종 요통 중 신허요통, 담음요통, 습열요통을 제외한 나머지 요통에 대해 살펴보겠습니다. 먼저 풍요통, 습요통, 한요통입니다. 이 3가지는 주거환경이 불량해 날씨의 영향을 크게 받았던 과거에 많았고 최근에는 많지 않다는 생각이 듭니다. 물론 제가 앞으로 임상경험이 더욱 많아지고 한의학에 대한 이해가 깊어지면 새롭게 보이는 부분도 있을 것입니다. 어쨌든 외부 날씨와 기후에 의해 발생하는 대표적인 요통이 풍요통, 습요통, 한요통입니다. 각각의 통증 양상을 보면 풍요통은 통증이 바람처럼 이리저리 왔다갔다하는 모습을 보입니다. 습요통은 습한 기후처럼 몸 전체가 무거워지는 모습을 보이고, 한요통은 차가운 곳에 오래 머무를 때 발생합니다. 이 3가지 요통은 외부 날

씨와 기후에 의해 급격히 생기는 경향이 강해서 오랫동안 누적돼 발생하는 허리협착증과의 관련성이 적은 편입니다.

다음은 좌섬요통, 어혈요통입니다. 좌섬요통은 갑작스러운 외부 충격에 의해 허리를 삐거나 심한 노동으로 허리가 아픈 경우에 해당합니다. 이는 허리협착증보다는 젊은 사람의 디스크와 관련이 있다고 생각합니다. 어혈요통은 정체된 혈류, 즉 순환장애에 의해 염증물질이 생기면서 발생하는 요통입니다. 조직이 순환되지 않고 정체됨에 따라 발생하는 통증으로, 평소 혈액순환이 되지 않거나 교통사고와 같은 외부 충격을 받았을 때 어혈요통이 발생할 수 있습니다.

마지막으로 기요통이 있습니다. 사람이 마음먹은 대로 일이 풀리지 않으면 심혈이 왕성하지 못해 근맥을 자양하지 못하며 기가 순환되지 못해 요통이 생기고 오랫동안 서 있거나 멀리 걷지 못한다고 했습니다. 기요통은 스트레스로 인해 인체의 혈관이 수축하면서 척추와 주변 근육에 영양 공급이 제대로 되지 않는 상태에서 발생하는 요통으로 생각됩니다. 한의학의 큰 장점 중 하나가 인체의 감정에 따라 병이 심해지는 것을 체계적으로 정리하고 그에 맞는 해결방법을 제시하는 것입니다. 제가 진료하는 많은 허리협착증 환자들이 스트레스를 받고 나서 허리통증이 심해지고, 없던 다리저림이 생기고, 예전에는 두 번 쉬었던 거리를 다섯 번 쉬어가며 걷는다고 이야기합니다. 이때 기요통 처방에 준해 치료를 하면 매우 효과가 있습니다.

도침요법에《동의보감》의 10종 요통에 기반한 한약치료를 병행해 허리협착증을 치료하면서부터 치료효과가 높아진 것은 물론 허리협착증에 대한 이해도 넓어졌습니다. 전에는 도침요법으로 치료가 되지 않으면 막연히 난치성협착증이라 생각했는데, 이제는 한약치료를 통해 충분한 치료효과를 얻는 경우가 꽤 많습니다. 허리도 인체의 한 부분이기 때문에 인체의 내과적 상태와 뗄래야 뗄 수 없고, 역으로 내과적 상태 또한 허리, 즉 척추의 영향에서 자유로울 수 없습니다. 결국 척추와 내과적 상태를 통합적으로 치료할 수 있는 포괄적 시각을 갖는 것이 매우 중요하다고 생각합니다. 도침요법과 한약치료를 병행하다 보니, 도침요법만으로도 충분히 치료가 되는 허리협착증 환자와 한약 병행치료가 반드시 필요한 허리협착증 환자를 구분할 수 있는 눈이 아주 조금이나마 생겼습니다. 이제부터 제가 생각하기에 허리협착증 환자 중 한약 병행치료가 꼭 필요한 경우 4가지를 살펴보겠습니다.

첫 번째, 다리저림 외에도 양 발끝의 시림이 동반된 경우입니다.
양 발끝이 시린 증상을《동의보감》에서는 한궐증이라 했습니다. 허리협착증으로 인한 증상이라 가벼이 여기지 않고《동의보감》의 한궐증 또는 신양허에 준해 한약치료를 하니 효과가 있었습니다.

두 번째, 다리에 쥐가 나면서 불면증이 있는 경우입니다.
다리에 쥐가 나면서 불면증이 있는 경우 한의학에서는 간음허라고 합니다. 현대인들은 수면 불량 스트레스로 인해 오장육부로서 간이 제 기능을 다하지 못하는 간음허 상태인 경우가 많습니다. 이러한 환자에게 간음허 상태를 해결해주는 한약치료를 하면 매우 효과가 좋습니다.

세 번째, 골다공증과 근감소증이 동반되는 경우입니다.

허리통증 5단계에서도 설명했듯, 허리통증은 단순통증에서 시작해 디스크협착증을 거쳐 최종적으로는 골다공증과 근감소증이 동반된 허증성협착증으로 발전하게 됩니다. 이렇게 근육과 뼈가 약해진 허리협착증 환자들에게는 항노화에 장점이 있는 한약치료가 필요합니다. 한약치료에는 강근골 작용, 즉 근육과 뼈를 강화하는 작용을 하는 다양한 약재와 처방이 동원됩니다.

네 번째, 담음과 습열 등 인체 내부에서 발생하는 노폐물로 인해 증상이 심해진 경우입니다.

담음요통과 습열요통 등에 해당하며, 오장육부의 약화로 인해 인체 내부에 노폐물이 쌓이고 이러한 노폐물이 허리협착 증상을 심하게 만든 경우입니다. 이때 담음이나 습열을 한약치료를 통해 제거해주면 매우 빠른 치료효과가 나타납니다.

환자분들께 한약치료를 권하다 보면 굳이 한약까지 먹어야 하냐, 침만으로는 안 되겠냐는 말을 들을 때가 많습니다. 저는 통증을 없애는 데는 침이 최고의 효과가 있지만 근육과 뼈를 튼튼하게 하는 등 내과적 상태를 보강하는 데는 한약치료만 한 것이 없다고 생각합니다. 따라서 위의 4가지 경우에 해당하거나 오랜 기간 낫지 않고 반복되는 허리협착증 환자라면 가까운 한의원을 찾아 필요한 한약을 상의해보길 권합니다.

 쉬어 가기 일본의 한약을 활용한 허리협착증 치료

일본에서는 양의사와 한의사의 직역이 나뉘어 있지 않으며, 한약을 양의사가 처방한다. 그러나 보니 한약에 내한 편혜 없이 석극석인 한약 사용이 이뤄지고 있다. 허리협착증은 물론 소화기질환, 감기까지 한약치료가 빈번하게 이뤄지고, 암 환자의 경우 90% 가까운 높은 비율로 한약치료가 이뤄진다고 한다.

허리협착증과 관련해 일본의 한약치료 논문 중 흥미로운 것을 하나 소개하고자 한다. 논문에 따르면 한약치료한 허리협착증 환자는 통증과 증상 관리가 용이해져 항경련제인 프레가발린(pregabalin), 마약성 진통제인 오피오이드(opioid)의 사용량이 줄었다고 한다. 또한 논문에서 한약치료는 치료 도중 이탈하는 환자가 적어 지속 가능성이 높은 안정적 치료가 된다고 했다. 연구를 통해 내성 및 의존성 신경계의 부작용을 초래할 수 있음에도 마약성 진통제를 복용할 수밖에 없는 심한 허리협착증 환자에게 한약치료가 매우 좋은 방안이 됨을 확인할 수 있다.

논문과 같이 허리협착증의 많은 단계에서 한약치료를 병행하면 환자에게 큰 편익을 제공할 수 있다고 생각한다. 우리나라에서도 일본처럼 허리협착증 환자들에게 한약치료가 널리 이용되길 바란다.

척추관협착증이 있다면
지켜야 할 생활자세 10가지

1 │ 기본자세

모든 일상생활에서 그리고 작업이나 운동을 할 때도 배에 힘을 주고 무릎을 살짝 구부리며 척추를 곧게 유지하도록 합니다.

2 │ 허리를 구부릴 때

허리를 구부릴 때는 반드시 다리를 먼저 구부려 척추의 정상적인 곡선을 그대로 유지하고 몸을 앞으로 숙입니다. 허리를 많이 구부릴 때도 척추의 곡선은 그대로 유지하면서 다리를 더 많이 구부리세요. 허리를 구부릴 때 척추의 곡선이 굽어지지 않도록 주의합니다.

3 | 물건을 들어 올릴 때

무거운 것을 들거나 옮기고 내려놓을 때 자칫하면 허리에 심한 손상이 갈 수 있으니 항상 조심합니다. 무거운 것을 들어 올릴 때는 다리를 많이 구부리고 허리는 바로 세우며 배에 힘을 줍니다. 팔꿈치를 몸에 밀착시키고 들고자 하는 물건을 바짝 끌어안는 것이 좋습니다. 물건을 내려놓을 때도 마찬가지로 배에 힘을 주고 척추를 세운 채로 다리를 많이 구부립니다.

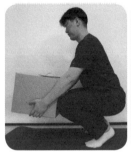 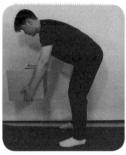 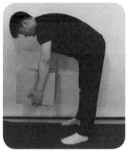

다리는 구부리고 허리는 펴서 물건을 몸에 밀착시키는 바른 자세.

다리를 적당히 구부렸지만 허리도 함께 구부린 잘못된 자세. 물건이 몸과 너무 떨어져 있지 않도록 한다.

다리는 구부러지지 않고 허리가 구부러진 매우 잘못된 자세.

4 | 허리를 돌려야 할 때

양발을 바닥에 고정하고 허리를 비틀어 회전시키는 것은 좋지 않습니다. 허리가 비틀어지지 않도록 발도 함께 움직여 몸 전체를 회전하는 습관을 갖도록 합니다.

5 | 앉기보다는 서 있는 시간을 길게

일상생활 중에 앉아 있는 시간은 줄이고 서 있는 시간을 늘리는 것이 허리에 좋습니다. 편하게 앉아 있으면 서 있는 것보다 몸도 편하고 허리에도 좋을 것 같지만 앉은 자세는 디스크에 힘과 부담을 가중시켜서 오히려 좋지 않습니다. 앉아 있다가도 중간중간 일어서서 허리를 가볍게 해줍니다.

벽에 기대고 서 있거나 편한 곳에 한 발을 올려놓고 서 있으면 허리가 더욱 편안할 수 있어요. 디스크에 부담을 주지 않으려면 기대거나 올려놓는 동작처럼 힘을 분산시켜 의지하는 것도 좋습니다. 단, 이런 자세는 너무 오래 지속하지 않도록 합니다.

6 | 의자에 앉을 때

의자에 앉았을 때 무릎이 약간 위로 치켜 올라갈 정도의 낮은 의자가 허리에 좋습니다. 의자가 다소 높은 편이라면 발받침을 두고 발을 올려놓으면 편안해집니다. 등받이는 약 15°정도 뒤로 기울어진 딱딱한 것이 허리를 잘 받쳐줍니다. 허리를 등받이에 밀착시키고 가슴을 펴서 똑바로 앉는 것이 좋은 자세입니다. 등받이가 불편하다면 쿠션이나 베개를 허리에 받쳐보세요. 앉아 있는 자세는 허리에 부담을 주기 마련이니 오래 앉아 있지 않도록 하는 것이 중요합니다.

7 | 장거리 운전은 되도록 피하기

운전할 때는 의자를 앞으로 충분히 당겨 무릎이 구부러지도록 하고 등받이는 뒤로 적당히 눕혀줍니다. 등받이를 너무 곧게 세우면 몸이 앞으로 굽을 수 있어 좋지 않아요. 등받이가 불편하면 적당한 등받침을 사용해 허리를 편안히 받쳐주는 것이 좋으며, 안전벨트를 단단하게 조여 몸을 고정시키는 것도 도움이 됩니다.

하지만 아무리 좋은 자세로 운전한다 하더라도 오랜 시간을 운전하면 앉아서 핸들을 잡은 자세를 계속 유지하게 되므로 허리와 어깨에 무리가 가겠지요. 그러니 장거리 운전은 되도록 하지 않도록 하는 것이 좋습니다.

● **좋은 자세**

의자를 앞으로 충분히 당겨 무릎이 구부러지고 허리부터 등까지 등받이에 밀착된 자세.

● **나쁜 자세**

−허리부터 등까지가 등받이에 밀착되지 않고 구부러져 디스크에 가해지는 하중이 높아질 수 있는 자세.

−핸들과 의자 간격이 멀어서 엉덩이가 등받이 쪽에 밀착되지 않은 자세.

8 | 바닥에 앉을 때는 무릎 꿇기

바닥에 앉는 것은 의자에 앉는 것보다 척추에 훨씬 더 해롭습니다. 되도록 바닥에는 앉지 말고 의자를 사용하도록 합니다. 바닥에 앉아야 할 경우에는 무릎을 꿇는 것이 척추에 도움이 됩니다.

9 | 허리에 무리 주지 않고 눕기

누울 때는 딱딱한 곳에 눕도록 합니다. 푹 꺼지는 침대는 허리에 매우 좋지 않습니다. 누워 있을 때는 다리를 구부린 채 바로 혹은 옆으로 눕는 것이 좋습니다. 바로 누울 때는 베개를 무릎 밑에 놓고 그 위에 다리를 얹는 자세가 도움이 됩니다. 옆으로 누울 때는 양 무릎 사이에 베개를 끼우면 허리가 편합니다. 다리를 편 상태로 바로 혹은 엎드려 눕는 것은 척추를 긴장시켜 좋지 않습니다.

많은 분들이 반듯하게 바로 누워서 자는 것이 좋은지 옆으로 누워 자는 것이 좋은지 궁금해합니다. 허리통증이 심할 때는 옆으로 누워서 자도록 하세요. 이 자세가 허리통증을 줄이는 데 도움이 됩니다.

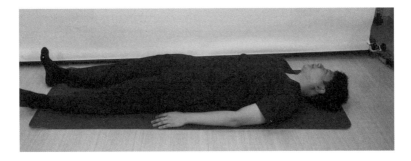

허리통증에는 바로 누워 자는 것이 오히려 허리에 부담을 줘 좋지 않다.

10 │ 일할 때 허리를 보호하기 위한 3대 원칙

허리에 부담을 주는 노동이나 힘든 작업을 할 때 기억해야 할 자세입니다. 작업할 때 허리를 보호하기 위해서는 첫째 배에 힘을 주고, 둘째 무릎을 많이 구부리며, 셋째 척추를 곧고 바르게 유지합니다. 이 3가지를 꼭 지키도록 합니다.

허리협착증을 관리하는
'매켄지 신전운동'과 '코어운동'

《동의보감》에는 허리와 등이 아픈 것을 다스리는 운동법이 서술돼 있습니다. 그 내용은 다음과 같습니다. "허리와 등이 아픈 것을 다스린다. 환자가 정동쪽을 향해 앉아 두 손을 가슴에 댄 다음 한 사람은 앞에서 두 무릎을 누르고 한 사람은 뒤에서 머리를 붙잡고 천천히 당겨서 머리를 땅에 닿게 한다. 세 번 일어나고 세 번 눕게 하면 곧 차도를 본다." 《동의보감》의 허리통증에 활용하는 운동법을 보며 정말 놀랐습니다. 책의 설명대로 따라 하게 되면 이제부터 설명하고자 하는 매켄지 신전운동과 코어운동을 동시에 하는 효과가 있기 때문입니다. 범람하는 여러 허리운동 중 허리협착증에 도움이 되는 2가지 운동법에 대해 설명해보겠습니다.

최근 TV 프로그램에서 각 분야 전문가들이 허리협착증에 도움이 되는 다양한 운동을 소개하고 있습니다. 이를 본 환자분들은 어떤 운동을 해야 할지 더욱 고민이 된다고 말합니다. 그야말로 정보가 너무 많아 선택이 어려운 아이러니한 상황이지요. 제가 허리협착증 환자를 치료하는 한의사로서 추천하고 싶은 운동은 매켄지 신전운동과 코어운동입니다.

매켄지 신전운동은 뉴질랜드의 물리치료사인 매켄지가 1960년대에 고안, 발표한 운동방법입니다. 여기서 '신전(extension)'이란 근육과 관절을 늘려주는 것을 말합니다. 매켄지가 치료하던 한 환자가 하루는 병원에 예정시간보다 일찍 도착해 침대에 누워 있었습니다. 그랬더니 방금 전까지 심하던 통증이 줄어들었고, 이를 매켄지 박사에게 이야기했다고 해요. 박사가 살펴보니 마침 이 침대가 살짝 기울어져 있었고, 그 자세로 누워 있는 동안 환자의 허리가 뒤쪽으로 신전됐던 것입니다.

매켄지는 이 사례를 척추치료에 적용해 '신전운동'을 창안하게 됩니다. 매켄지 신전운동에 의하면 척추가 신전함에 따라 척추후방근육이 강화되며, 강화된 척추후방근육은 척추의 불안정성을 해소해 허리협착증을 치료하는 데 매우 효과적입니다. 또한 척추가 뒤로 굽는, 즉 후만되는 경향이 있는 허리협착증 환자가 건강한 'C'자 굴곡을 회복하는 데도 매우 효과적인 방법입니다.

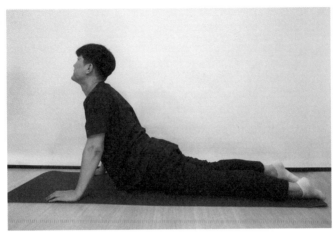
엎드려서 하는 매켄지 신전운동. 잠자기 전 30~50회 정도 반복한다.

매켄지 신전운동은 서서 하는 방법과 엎드려서 하는 방법 2가지가 있습니다. 서서 하는 방법의 경우 중력의 영향을 받아 뒤로 젖힐 때 후관절에 부담을 줄 수 있어 주의가 필요합니다. 특히 허리협착증 환자 대부분은 후관절퇴행 증상이 있기 때문에 환자의 통증을 오히려 심화시킬 수 있습니다.

안전한 방법은 엎드려서 하는 것인데, 척추 상태에 따라 팔꿈치를 쭉 펴서 상체만 들어 올리는 약한 운동도 가능하고, 팔을 몸통에 붙인 채로 상체를 들어 올릴 뿐 아니라 동시에 하체도 들어 올리는 심화된 동작(일명 '제비동작')도 가능합니다.

다음으로 최근 각광받는 코어운동에 대해 살펴보겠습니다. '코어 (core)'는 중심이라는 뜻입니다. 코어근육은 몸에 중심이 되는 근육으로 보통 등, 복부, 엉덩이, 골반근육을 말합니다. 이러한 코어근육을 강화시키는 운동이 코어운동입니다.

코어운동의 효과에 대한 연구결과를 보면 흥미롭습니다. 먼저 허리통증 환자들을 코어운동을 한 그룹과 하지 않은 그룹으로 나눠 비교한 연구가 있습니다. 두 환자군을 5년간 추적관찰한 결과 코어운동을 한 환자들의 경우 급성요통이 만성요통으로 진행할 확률이 1년 후 30%, 3년 후 35%인 데 반해 코어운동을 하지 않은 환자들의 경우는 그 확률이 각각 84%, 75%에 육박했습니다. 즉 허리통증의 만성화 가능성이 코어운동을 할 경우 현저히 줄어든 것을 알 수 있습니다. 또한 코어운동을 10주간 실시한 환자들에게서는 척추 깊숙이 위치한 코어근육인 다열근의 강화가 관찰되는 데 반해 그렇지 않은 군에서는 다열근의 위축이 지속돼 척추안정성이 떨어진다는 연구결과도 있습니다.

많은 코어운동 중에서 대표적으로 2가지 운동을 추천합니다. 첫째 한쪽 무릎을 굽히고 누운 상태에서 상체를 들어 올리는 운동, 둘째 엎드린 상태에서 반대쪽 팔과 다리를 들어 올리는 운동이 그것입니다. 이 2가지 운동을 반복하면 코어근육, 즉 척추중심부의 근육이 강화돼 척추가 안정되기 때문에 허리협착증의 예방과 증상 완화에 매우 효과적입니다.

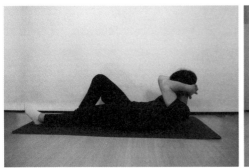 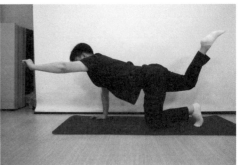

쉬어 가기 허리강화운동이 부담되는 분들을 위한 아주 간단한 운동

아무리 좋은 운동이라도 하는 사람이 부담스러워한다면 이는 지속하기 어려운 운동이다. 특히나 허리협착증 환자들은 고령이 많고 가벼운 동작에도 쉽게 통증을 느낀다. 아래에 필자가 건강에 도움을 받기 위해 다녔던 명상 단체에서 알게 된 장운동을 소개한다.

장운동의 핵심은 대장이 위치한 아랫배를 숨을 들이쉬며 최대한 내밀었다 숨을 내쉬며 최대한 수축시키는 것이다. 이러한 장운동은 운동하는 과정 자체가 어렵지 않은 데다 특별히 시간을 내지 않고 걸으면서도 할 수 있어서 부담이 없다. 장운동의 장점을 크게 3가지로 정리했다.

첫 번째, 아랫배의 장을 최대한 내밀었다 수축하는 과정에서 아랫배와 척추의 코어근육이 강화되는 효과가 있다. 장운동을 반복하면 허리 깊은 곳에 은근한 부담을 느끼게 되는데 이는 코어근육을 자극하기 때문이다.

두 번째, 장운동이라는 이름처럼 대장 자체의 운동성이 좋아지는 효과가 있다. 현대인들이 허리가 약한 이유는 오랫동안 앉아 있는 생활습관과 불량한 식습관으로 대장 자체가 약해졌기 때문이다. 대장의 운동이 활발해지면 그 과정에서 주변의 근육 또한 강화되어 허리 건강에 도움이 된다. 대장이 약해져 있는 현대인들이 호흡과 함께 대장의 움직임을 촉진시키는 장운동을 하면 허리협착증에도 매우 효과적이다.

세 번째, 장운동은 호흡을 깊이 할 수 있는 효과가 있다. 현대인들의 호흡은 깊이가 짧은 경우가 많은데 호흡의 깊이가 짧으면 폐기능뿐 아니라 인체 전반의 기능도 약화된다. 장운동을 해보면 장의 이완, 수축과 함께 숨을 크게 들이쉬었다 내쉬기 때문에 호흡의 깊이가 깊어진다.

가장 좋은 운동은 부담 없이 오랫동안 지속할 수 있는 운동이다. 장운동이 그렇다. 또한 허리협착증은 평생을 두고 관리해야 하는 질환이다. 하루에 100번씩만 장운동을 실천한다면 허리와 대장 그리고 인체 모두 매우 건강해질 것이다.

태극권에서 찾은
허리협착증을 위한 자세

저는 고등학교 때부터 이유 없이 허리가 아팠습니다. 특히 대학시절에는 한번 허리가 아프기 시작하면 움직이지도 못할 만큼 고통스러웠죠. 다행히 그러다가 며칠 지나면 언제 아팠냐는 듯이 거뜬해지곤 했습니다. 용하다는 병원을 가봐도 이유를 찾지 못했는데 한참 지나고서야 '강직성척추염'이라는 걸 알게 됐습니다. 병명은 알았지만 이후로도 여전히 허리가 뻣뻣하고 통증이 심해 걷기는 해도 뛰는 것이 힘들었습니다. 그러던 중 우연히 태극권 수련을 알게 됐습니다. 태극권 수련관에 등록하고 처음 태극권 수련을 한 날을 잊을 수 없습니다. 처음 수련관에 가던 날은 뛰기 힘들 정도로 허리통증이 심해서 수련관까지 지하철역에서 내려 천천히 걸어갔습니다. 첫날은 기본자세를 배우고 그 자세로 20분 정도를 서 있다가 나왔습니다. 그런데 수련관을 나와 걸어가던 중 왠지 뛸 수 있을 것 같다는 생각이 들었습니다. 그래서 혹시나 하고 뛰어봤는데 허리통증이 느껴지지 않았습니다. 참 놀라운 경험이었죠.

태극권 수련이 허리에 왜 좋은지는 나중에 《동의보감》을 보다가 깨달았어요. 《동의보감》 '배문(背門)' 편에 보면 등을 동그랗게 마는 것이 척추의 길이를 최대로 늘려주므로 척추를 이완시키는 데 매우 좋다고 했습니다. 실제로 등을 동그랗게 말면 척추 길이가 늘어나며 근육과 인대의 신상이 풀립니다. 태극권의 기본자세가 바로 등을 동그랗게 말아 그 상태를 유지하는 것입니다. 제가 태극권 수련 첫날 기본자세를 20분 동안 했던 것이 결국 척추를 자연스럽게 늘리고 굳어 있는 부분을 풀어주었던 것입니다. 따라서 척추의 근육과 인대가 굳어지고 척추의 간격이 좁아진 허리협착증 환자에게 매우 유용한 자세가 바로 태극권 기본자세라는 생각이 듭니다.

태극권 기본자세는 무릎을 약간 굽히는데 이렇게 하면 대퇴사두근이 강화돼 무릎관절염에도 도움이 되고 전신의 면역력 강화에도 도움이 됩니다. 또한 어깨의 힘을 빼고 어깨관절을 축 늘어뜨리기 때문에 긴장을 완화시키고 상지부의 여러 근골격계질환에도 도움이 됩니다. 무엇보다도 큰 부담이 없는 자세여서 남녀노소는 물론 심한 허리협착증을 가진 고령의 환자분들도 쉽게 따라 할 수 있습니다.

앞서 이야기했듯이 매켄지 신전운동, 코어운동, 장운동, 태극권 기

본자세 중에서 꾸준히 실천할 수 있는 운동을 찾아 치료와 병행한다
면 큰 효과를 기대할 수 있을 것입니다.

중요한 것은 다양한 운동을 하려 하지 말고 간단한 운동을 꾸준히
반복하는 습관을 갖는 것입니다.

〈태극권 기본자세〉

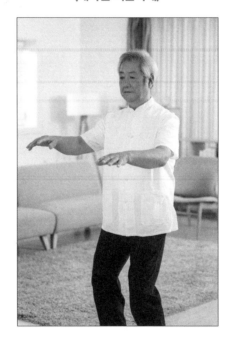

허리협착증에도
음식이 중요합니다

    사람들은 허리협착증에도 음식이 중요하다는 생각을 잘 못하는 것 같아요. 저 역시도 처음에는 허리협착증을 치료할 방법을 운동에서만 찾았습니다. 하지만 많은 환자들을 진료하면서 여러 가지 케이스를 경험하다 보니 음식이 허리협착증에 중요한 영향을 미친다는 사실을 알게 됐습니다. 허리도 우리 몸의 일부이고 음식은 먹어서 우리 몸 구석구석에 영향을 주니 당연히 중요한데도 그 사실을 쉽게 놓치곤 했습니다.

    허리협착증 종류에 따라 도움을 주는 대표적인 음식과 그 관리법을 알아보겠습니다. 노화가 진행된 신허형 협착증에는 뼈를 튼튼하게 하고 근육을 강화시키는 음식이 도움이 됩니다. 담음이 많이 생기는 담음형 협착증은 소화기를 튼튼하게 할 수 있는 음식을 권하고요. 습열이 많은 습열형 협착증은 대장에 열이 쌓이는 술과 고기를 피해야 합니다. 무엇보다 본인의 허리협착증이 어디에 해당되는지를 알고 그에 맞는 음식을 섭취하는 것이 중요합니다.

뼈와 근육을 강화시켜야 하는 신허형 협착증

- 뼈와 근육을 튼튼하게 만들기 위해서 단백질 섭취가 중요합니다.
- 뼈를 약화시킬 수 있는 인스턴트식품 등은 피합니다.
- 칼슘이 풍부한 두부, 요구르트, 시금치, 검은완두콩, 조개, 송어, 멸치 등을 먹어서 뼈를 튼튼하게 합니다.
- 근감소증 예방을 위해 육류, 달걀, 등푸른생선, 콩 등을 먹습니다.

소화기를 튼튼히 해 담음을 줄여야 하는 담음형 협착증

- 국물을 곁들인 한식 메뉴가 좋습니다.
- 야식은 소화기가 약해지고 담음이 생기게 하는 대표적 원인입니다. 노폐물이 잘 생기고 잘 쌓이는 담음형 협착증이라면 야식을 금하고 저녁식사 이후부터 다음 날 아침식사 때까지 공복을 유지하도록 합니다.
- 소화기가 차가우면 소화기에 담음이 생기는 경향이 있는데 이때 따뜻한 성질의 음식인 추어탕과 설렁탕을 먹으면 도움이 됩니다.

대장에 열이 쌓이지 않도록 해야 하는 습열형 협착증

- 대장에 열이 쌓이지 않도록 하려면 기름진 음식을 피해야 합니다.
- 술을 마시면 대장에 열이 쌓이기 때문에 습열형 요통 환자는 금주하는 것이 좋습니다.
- 자극적인 음식보다는 초밥과 청국장, 된장찌개같이 담백한 음식이 좋습니다. 허리 통증을 느낄 때는 담백한 음식 위주의 식사를 하면 통증 회복에 도움이 됩니다.

사업상 술과 기름진 음식을 자주 섭취하는 디스크 환자가 있었는데, 치료를 해도 관리되지 않던 허리통증이 먹는 음식을 바꾸고 식습관을 개선하자 빠르게 나아지는 것을 보았습니다. 이 외에도 많은 분들이 허리 치료를 꾸준히 받으며 일상생활에서 섭취하는 음식을 바꾼 결과 허리협착증이 더욱 효과적으로 치료되는 것을 볼 수 있습니다. 음식이 이처럼 허리 건강에 중요하다는 사실을 꼭 기억해주세요.

운동과 음식 외에
중요한 생활습관

대체 척추는 언제 빠르게 퇴행하고 협착증으로 진행하는 걸까요?

이제부터 잘못된 자세와 음식 외에도 척추 건강을 위협하는 수면 습관에 대해 알아보겠습니다.

수면 역시 요통의 원인이 된다는 연구결과가 있습니다. 이스라엘 대학에서 3년 7개월간 2000명 넘는 성인들의 수면을 추적관찰했습니다. 추적 기간 동안 불면이 증가된 경우 새로운 요통이 얼마나 생겼는 지를 평가했습니다. 그 결과 불면 증상이 악화된 경우 요통이 생길 확률이 약 1.5배 더 증가한다는 연구결과가 나왔습니다. 또한 동물실험에서 수면 부족이 근육의 회복을 방해한다는 연구결과도 있습니다.

즉 수면은 요통의 위험성을 높이고 근육의 회복을 방해해 협착 증상을 심화시키는 원인이 되므로 세심하게 관리해야 합니다.

그렇다면 허리협착증 환자를 위한 올바른 수면법은 무엇일까요?

첫 번째, 최대한 밤 11시 이전에 잠자리에 드는 것이 좋습니다. 그리고 밤 11시부터 1시까지는 잠들어 있어야 합니다. 이것은 진료를 하면서 더욱 확신하게 된 생각입니다. 잠을 자는 총시간도 중요하지만, 밤 11시부터 1시 사이에 잠들어 있는 것은 더욱 중요합니다. 만약 밤 1시부터 아침 7시까지 자는 분이라면 그보다는 밤 11시부터 아침 5시까지 자는 게 총 수면시간은 같아도 건강에는 더 도움이 됩니다.

두 번째, 잠자는 동안 악몽을 꾸는 등 수면 상태가 불량하면 적극적으로 한약치료를 받아볼 필요가 있습니다. 《동의보감》에서 꿈은 수면 중 마음이 안정되지 못하고 외부 사물에 마음이 가는 불안정한 수면 상태라 했습니다.

세 번째, 잠자기 전 딱딱한 바닥에 만세를 하고 5~10분 정도 누워봅니다. 그러면 굽은 상태로 하루를 보냈던 허리가 펴지게 됩니다.

네 번째, 목을 잘 받쳐줄 수 있는 기능성 베개를 사용합니다.

다섯 번째, 수면 전 3시간 동안은 커피를 마시거나 흡연을 하지 않습니다. 이는 잠을 자는 동안 보다 깊은 수면을 가능하게 합니다.

저는 환자들에게 허리협착증에 있어 '수면'은 운동만큼이나 중요하다고 이야기합니다. 실제로 환자들을 만나보면 같은 허리협착증이라도 수면 상태가 좋은 환자들이 증상 정도도 경미하고 호전도 매우 빨랐습니다. 특히 허리협착증만의 특징적 증상인 간헐성 파행의 경우 허리에 어떠한 치료를 하지 않고도 수면을 개선하는 것만으로 증상이 호전되는 경우가 많았습니다.

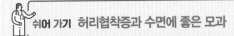

쉬어 가기 허리협착증과 수면에 좋은 모과

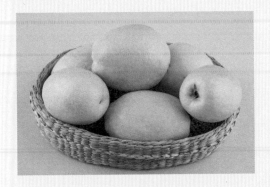

숙면이 어려운 허리협착증 환자들에게는 모과가 도움이 된다. 《동의보감》에 "모과는 간(肝)으로 들어가므로 근을 이롭게 하고 근과 뼈를 강하게 한다."고 쓰여 있다. 모과는 첫째 허리협착증과 관련되는 근육과 뼈를 강하게 만들고, 둘째 간의 기운을 편안하게 만들어 수면을 돕는 장점이 있다. 그야말로 모과는 허리도 아프고 불면도 있는 현대인들에게 딱 들어맞는 과일이라 할 수 있다. 이처럼 몸에 좋은 모과를 활용하는 방법을 알아보았다.

모과 활용법
1. 모과를 황설탕에 재워두고 따뜻한 물 1컵에 3~4스푼을 타서 마신다.
2. 모과를 뜨거운 물에 넣어 입욕제로 활용한다.

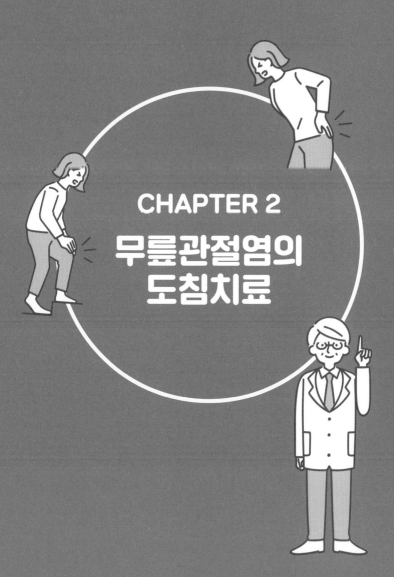

CHAPTER 2

무릎관절염의
도침치료

1

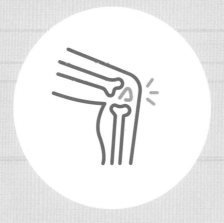

무릎관절염 이해하기

도침치료 효과를 확인할 수 있는 또 하나의 질환은 바로 '무릎관절염'입니다. 무릎관절염은 보통 50대를 지나면서 시작되는 대표적인 노화의 징후입니다. 60~70대 노년층에서는 상당수가 겪는 매우 흔한 질환이지요. 실제로 《2019 건강보험통계연보》(건강보험심사평가원·국민연금공단 발행/2020. 10.)에 따르면 65세 이상 노인 환자가 가장 많이 입원하는 질환 중 폐렴과 치매 다음으로 오는 것이 '무릎관절증(이하 '무릎관절염')'이었습니다.

무릎관절염은 단순히 많은 사람들에게 발생하는 질환일 뿐 아니라 일상생활에 큰 지장을 주는 질환이기도 합니다. 안타깝게도 현대 사회에서 치츰 발병 연령이 낮아지고 있으므로 건강한 이른 나이부터 주의를 요하며 무릎을 잘 관리, 사용해야 합니다.

일단 무릎통증이 시작되면 등산과 운동 등 평소 즐기던 취미활동이 어려워지고, 증상이 심해지면 일상 걸음걸이에도 통증을 느낍니다. 심한 통증으로 밤에 잠을 이루지 못하면 무릎관절염이 더욱 심해지는 악순환에 빠지게 됩니다. 문제는 무릎관절염 초기에는 진통제나 각종 주사치료의 효과가 있지만 중기를 넘어서면 마땅한 치료방법이 없다는 점입니다. 이를 무릎관절염의 '의료적 공백기'라고 부릅니다.

한의학적 도침치료는 이처럼 의료적 공백기에 처한 무릎관절염 환자에게 커다란 희망을 주는 치료방법이라 하겠습니다. 허리협착증에 이어 무릎관절염에서의 도침치료 효과는 수많은 임상사례를 통해 드러나고 있습니다. 〈Chapter 2 무릎관절염의 도침치료〉에서는 무릎관절염 환자가 알아야 할 유용한 정보와 무릎관절염에 왜 도침치료가 효과가 있는지를 자세히 설명하고 다양한 사례를 소개하고자 합니다.

무릎을 잘 관리하려면 연골에 대한 집착을 버려야 합니다

무릎관절염 환자분들에게서 가장 많이 듣는 말이 있습니다.

"연골이 닳아서 아파요."

"연골이 닳은 건데 침을 맞아서 나을까요?"

"결국엔 연골을 재생시키거나 갈아 끼워야 하는 거 아닌가요?"

무릎관절염 치료에 있어서 연골은 매우 중요합니다. 무릎관절염이 심해진 환자를 보면 연골도 마모된 경우가 많습니다. 저 역시도 무릎 관절염은 연골이 마모돼 나타난 것이고 결국 수술을 받아야 하는 질환으로 생각했습니다. 하지만 진료를 거듭하며 다양한 환자들을 치료하다 보니 의문이 들었습니다.

'A 환자는 연골이 심하게 마모됐는데 왜 통증이 약하지?'

'B 환자는 연골 상태가 깨끗한데 왜 통증이 심할까?'

침을 맞는다고 해서 마모된 연골이 빠르게 재생되지는 않습니다. 그런데 무릎 주변의 근육과 인대를 침으로 치료하면 연골의 재생과는 관계없이 통증이 사라지는 경우가 제법 많았습니다. 특히나 무릎관절염이 심해지면 내측무릎통증을 느낄 때가 많은데 이때 침으로 내측측부인대라는 조직을 치료하면 병원에서 수술까지 권유받았던 무릎의 통증이 사라졌습니다. 이런 치료 사례가 쌓이면서 저는 의문이 더욱 늘어났습니다.

'연골이 재생되지도 않았는데 어떻게 통증이 사라지지?'

'무릎통증의 진짜 원인이 연골 맞을까?'

이 중요한 의문을 해결하기 위해 여러 책을 찾다가 흥미로운 연구들을 발견했습니다. 그중 하나가 일본 도쿄대학부속병원에서 "연골마모는 통증과 어떤 관계가 있을까?"라는 주제로 대규모 환자군을 대상으로 진행한 연구였습니다. 연구에 따르면 X-ray상 연골이 마모된 무릎관절염 2기 이상의 환자 중 실제 무릎에 통증을 느낄 확률은 남자 25%, 여자는 40%에 불과해, 절반에도 미치지 못했습니다. 즉 연골이 마모됐더라도 모두가 통증을 느끼는 것은 아님을 알 수 있는 결과였습니다. 또 하나, 일본에서 여러 사체의 무릎을 해부해보니 통증을 느낄 정도로 관절의 연골이 소실된 예는 10% 이하였다고 합니다. 즉 일생 대부분을 무릎통증을 느끼며 살았는데도 연골이 심하게 소실된 경우는 그보다 훨씬 더 적은 것입니다. 이 역시 무릎통증과 연골 상태가 항상 일치하는 것은 아니며 연골 외에도 다른 요소들이 무릎통증과 관련이 있음을 보여주는 결과입니다.

연구대로라면 무릎통증의 원인을 찾아내 통증을 잘 관리할 수 있다면 연골에 집착한 이유도 많이 사라지게 됩니다 저는 무릎관절염 역시 허리협착증과 마찬가지로 주변 인대의 유착과 내과적 상태의 개선이 필요한 질환이라 생각합니다. 허리협착증을 구조적 협착, 신경과 허리 주변의 유착, 내과적 상태를 고려하여 치료했다면 무릎관절염 역시 구조적 연골 마모, 무릎관절 주변의 인대와 근육의 유착, 내과적 상태를 고려하여 치료해야 합니다. 이러한 종합적 판단과 치료가 이루어질 때 보다 정확히 무릎관절염을 치료할 수 있고 100세에도 건강한 무릎을 만들어갈 수 있을 것입니다.

연골 말고, 무릎관절염의
또 다른 원인은 유착입니다

앞서 허리협착증에서 허리 주변 근육 및 인대와 허리신경의 유착이 협착 증상을 일으키는 원인이라고 말했습니다. 무릎관절염 역시 무릎통증을 만들어내는 중요한 원인은 바로 '유착'입니다. 유착은 근육과 인대가 정상적이지 못하고 딱딱하게 굳은 상태를 말하며, 근육과 인대에 유착이 발생하면 뼈와 만나는 부위에서 뼈의 골막을 잡아당기는 힘이 생겨서 통증이 발생합니다. 젊을 때 염증으로 인해 시작된 무릎통증은 만성화되면 유착에 의해 더욱 심해지기 마련입니다. 염증이 주된 원인일 때는 감기처럼 쉬기만 해도 대부분의 무릎통증은 없어집니다. 물론 이때도 적절한 치료가 병행되면 더욱 빠르게 나을 수 있습니다. 하지만 유착으로 인해 발생하는 만성무릎통증은 일반적인 치료와 휴식으로는 해결되지 않고 유착을 풀어주거나 제거해줘야만 합니다. 여기에 가장 적합한 치료법으로 제가 소개하려는 것이 바로 도침요법입니다.

그렇다면 왜 기존 치료에서는 무릎통증의 중요한 원인인 유착을 놔두고 모두 연골 상태에만 집착했을까요? 아마도 다음과 같은 이유 때문일 것입니다.

첫 번째, X-ray나 MRI 촬영 등 영상진단이 보편화로 인해 확인할 수 있는 범위가 정해지기 때문입니다. 이것은 장점이자 곧 단점이기도 한데요. X-ray나 MRI를 통해 보면 무릎연골의 마모 정도는 꽤 분명하게 확인이 됩니다. 그런데 유착은 보이지 않습니다. 그러다 보니 눈으로 볼 수 있는 연골에서 무릎통증의 원인을 찾게 된 것이죠.

두 번째, 유착을 치료할 만한 마땅한 도구가 없었기 때문입니다. 그러니 어렴풋이 유착이 통증을 일으키는 원인임을 알았다 해도 별다른 조치를 취할 수가 없었겠죠.

일본인 의사가 쓴 무릎관절염 치료에 관한 책 《개원의를 위한 무릎통증치료》을 보면, 이 의사 또한 무릎 치료를 거듭할수록 무릎통증과 연골 마모가 일치하지 않는 경우가 많음을 깨닫습니다. 그래서 무릎통증이 발생하는 원인이 무엇일까를 고민하다가 결국 무릎 주변 근육과 인대의 유착 때문임을 깨닫게 됐습니다. 하지만 그 역시 기존 치료 도구로는 유착을 해결하기가 어려웠기 때문에 손으로 유착부위를 문질러 치료를 했습니다. 효과는 좋지만 의사 입장에서는 손으로 하는 치료가 매우 힘들었을 것입니다. 만약 이 의사가 도침요법을 알고 있었다면 이를 잘 활용해 보다 쉽고 정확하게 치료하지 않았을까 싶습니다. 끝이 미세한 칼날 모양인 도침은 몇 차례 치료만으로도 유착을 풀고 통증을 없애는 데 유용하기 때문이지요.

물론 유착만 해결한다고 해서 모든 무릎통증이 사라지는 것은 아닙니다. 때로는 무릎의 쿠션 역할을 하는 활액낭에 대한 치료도 필요하고, 때로는 무릎을 이루는 연골과 뼈에 대한 치료도 필요합니다. 특히 오래된 무릎관절염은 유착과 연골, 활액낭과 뼈의 문제가 복합적으로 얽혀 있는 경우가 많아 종합적 치료가 필요합니다. 그래도 우선순위를 꼽자면 단연 첫 번째는 유착을 치료하는 일입니다. 그동안 수많은 임상사례를 통해 유착만 잘 치료해도 무릎통증이 빠르게 호전되는 것을 경험했습니다. 계단 내려가는 것을 힘들어하던 환자가 유착 치료를 받고 바로 계단을 걸어 내려간 경우도 있었지요.

같은 무릎질환이라도 무릎관절염, 슬개골연골연화증, 거위발활액낭염, 내측무릎통증, 외측무릎통증, 후방부무릎통증 등 다양한 증상으로 나타납니다. 만약 이러한 무릎질환들을 주사요법 등으로 치료했으나 효과를 보지 못했다면 유착을 해결하는 도침치료를 강력히 추천합니다. 유착을 치료했을 때 무릎질환이 빠르게 호전됐던 대표적 사례를 들어보겠습니다.

유착 해결을 통한 무릎질환 치료

회사 대표인 50대 환자분이 무릎통증으로 본원을 찾았습니다. 이 환자분은 평소 연골이 닳아 무릎에 시큰거리는 통증이 있어서 주사, 줄기세포 요법 등 다양한 치료를 받아왔습니다. 그러다 어느 주말, 골프를 치다가 갑자기 무릎 외측에 심한 통증을 느끼고는 골프 치는 것을 포기해야 했습니다. 이후 지금까지와는 다른 치료를 받아보고자 한의원을 찾았습니다. 진료실에서 만난 환자분은 다리를 절며 걸었고 무릎 외측의 심한 통증으로 인해 고통스러워했습니다. 환자분은 평소 무릎관절염 때문에 통증이 나타난 것으로 굳게 믿고 있었습니다. 하지만 환자분을 진찰한 제 생각은 좀 달랐어요. 연골의 마모나 퇴행성무릎관절염으로 인한 전형적인 무릎통증은 무릎 내측에서 발생하기 때문에 이 환자분에게 발생한 무릎 외측의 통증은 무릎관절염과는 무관해 보였습니다. 외측의 통증은 외측측부인대의 유착에서 비롯되는 경우가 많기 때문에 해당부위를 치료했습니다. 이때 도침요법을 썼고, 놀랍게도 단 1회 치료에 정상적으로 걸을 만큼 무릎통증이 호전됐습니다.

많은 분들이 무릎에서 나타나는 대부분의 통증을 연골에서 비롯된 것으로 생각하지만 인대 유착으로 인한 경우가 매우 많습니다. 그리고 이런 통증은 의외로 쉽게 치료가 됩니다.

이후 이 환자분은 무릎 내측의 통증으로 인해 다시 본원을 찾았습니다. 진찰 결과 이번 통증은 연골의 마모와 관련된 퇴행성무릎관절염 증상이었습니다. 물론 연골이 마모되어 있었지만, 여러 가지를 고려할 때 내측 인대의 유착 또한 무릎통증의 원인이 된다고 생각했습니다. 이번 통증의 원인은 연골이 아닌 내측 인대의 유착이라 생각했고, 이에 유착을 풀기 위해 내측 인대에 대한 도침요법을 시행했습니다. 단 1회 치료 만에 환자분은 계단 내려가는 것이 편해졌다며 매우 좋아하셨습니다. 이처럼 연골 마모와 관련되는 내측무릎통증 또한 원인은 인대 유착이 함께 있는 경우가 매우 많습니다. 따라서 인대 유착을 잘 치료하면 많은 무릎관절염 환자들이 통증에서 벗어날 수 있다고 확신합니다.

하지만 기존의 생각대로 연골 마모만을 통증의 원인이라고 보고 연골 재생 등 연골에만 초점을 맞추는 치료법을 찾다가 통증의 주원인이 되는 유착은 방치되는 경우가 많습니다. 무릎통증과 무릎관절염은 치료보다는 생각의 전환이 더욱 어려운 것 같습니다. 이것 때문에 책을 쓰기 시작했다고 해도 틀리지 않습니다.

50대 여성은 특히 무릎관절 건강에 신경 써야 합니다

2013년 건강보험심사평가원 자료를 보면 50대 이상 연령대에서 감기보다 무릎관절염으로 병원을 더 자주 찾았음이 확인됩니다. 이를 통해 무릎관절염은 사람들이 나이가 들면 감기보다도 많이, 누구나 걸리는 질환임을 알 수 있습니다.

동 기관의 추적조사 결과에 따르면 2010년 220만 명이던 '무릎관절증(이하 '무릎관절염')' 환자가 꾸준히 증가해 2018년에는 300만 명 가까이 됐습니다. 연령별 분포로는 60대가 32.4%로 가장 많고 그 뒤를 이어 70대, 50대 순으로 나타났습니다. 이를 더하면 무릎관절염 환자 중 50대 이상이 전체의 91.3%를 차지해, 50대를 넘어가면서 무릎관절염

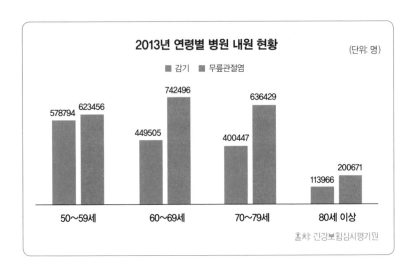

2013년 연령별 병원 내원 현황

(단위: 명)

■ 감기　■ 무릎관절염

50~59세: 578794, 623456
60~69세: 449505, 742496
70~79세: 400447, 636429
80세 이상: 113966, 200671

출처: 건강보험심사평가원

환자가 폭발적으로 증가하는 것을 확인할 수 있습니다. 또한 2018년에 무릎관절염으로 진료받은 환자들의 성별을 보면 여성이 70.3%, 남성이 29.7%였습니다. 종합해볼 때 무릎관절염은 '50대 이상 여성'에게 빈번히 발생하는 질환이라는 것을 알 수 있습니다.

무릎관절염이 주로 여성에게 발생하는 데는 몇 가지 이유가 있습니다. 첫 번째, 갱년기 이후 변화하는 여성호르몬인 에스트로겐이 감소하기 때문입니다. 에스트로겐의 감소는 골밀도를 낮추고 무릎 주변의 근육과 인대를 약하게 만듭니다. 이렇게 약화된 뼈와 근육, 인대는 무릎관절염을 빈발하게 하는 요인이 됩니다. 두 번째, 여성의 골반 각도가 남성보다 커서 무릎관절에 가해지는 하중 역시 남성보다 늘어나기 때문입니다. 무릎관절을 중심으로 위뼈와 아래뼈가 이루는 각

척추·관절 도침치료가 정답이다

도를 Q각이라고 합니다. 여성의 Q각은 16° 내외로 남성의 Q각 12° 내외에 비해 각도가 큽니다. 이처럼 넓은 골반으로 인해 파생되는 무릎관절의 각도 차이가 남성보다 여성에게 무릎관절염이 호발하는 이유가 됩니다. 세 번째, 여성의 적은 근육량과 과다한 집안일 때문입니다. 남성에 비해 부족한 근육량 그리고 여성이 많은 시간을 할애하는, 무릎을 구부려야 하는 집안일은 무릎관절에 많은 부하가 걸려 큰 부담을 줍니다.

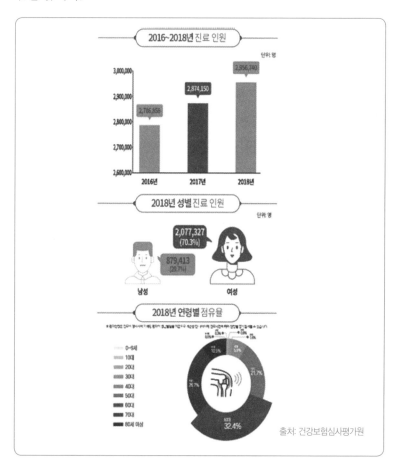

출처: 건강보험심사평가원

젊은 무릎관절도
비상입니다

　　고령화로 인해 무릎관절염 환자의 증가세가 가파릅니다. 여기에 더해 최근 주목할 특이점은 젊은 무릎통증 환자 또한 많아지고 있다는 사실입니다. 젊을 때 무릎통증이 나타나면 이후 무릎관절염 역시 더욱 빠르게 나타나게 됩니다. 젊을 때 허리디스크를 앓은 환자가 나이 들어 허리협착증이 나타날 확률이 높듯이 젊을 때 무릎통증을 겪은 환자 또한 나이 들어 무릎관절염이 나타날 확률도 높아집니다. 젊은 무릎통증 환자가 증가하는 이유를 살펴보고 퇴행성무릎관절염을 예방하는 방법에 대해 살펴보겠습니다.

젊은 사람들에게 나타나는 무릎통증 3가지

젊은 사람들에게 많이 나타나는 무릎통증은 크게 3가지로 구분할 수 있습니다.

첫 번째, 격렬한 스포츠 활동을 많이 하면서 충격 등 외상에 의해 반월상연골판이 손상돼 무릎관절이 부상을 입어 나타나는 통증입니다. 반월상연골판은 무릎관절 내측에 있는 초승달 모양의 조직으로 완충작용을 주로 담당합니다. 반월상연골판이 손상되면 부상을 입은 무릎관절의 퇴행이 빨라지는데, 이로 인해 통증은 물론이고 관절부종, 딸깍거리며 무릎이 펴지지 않는 증상 등이 나타납니다. 반월상연골판 손상은 격한 운동을 즐기는 남성에게서 4배가량 많이 나타나는 것으로 알려져 있습니다.

이런 환자들에게 도침치료를 적극 권합니다. 물론 도침이 손상된 반월상연골판을 복구시키지는 않습니다. 그런데 도침은 반월상연골판이 손상될 때 그 충격에 의해 함께 손상된 인대를 치료할 수 있습니다. 충격에 의해 손상되고 이후 회복하는 과정에서 유착이 생긴 인대를 도침으로 치료해주면 반월상연골판 손상으로 인한 통증도 줄어들고 회복도 빨라지게 됩니다.

두 번째, 무릎관절 주변의 각종 인대 손상으로 인해 나타나는 통증입니다. 무릎관절은 각종 인대들이 360° 돌아가며 주변을 둘러싸고 있습니다. 내측의 내측측부인대, 외측의 외측측부인대, 전방의 슬개인대, 후방의 슬와인대 등이 그것입니다. 스포츠 활동 중에 무릎이 가동범위를 넘어 꺾이는 증상이 발생하면 무릎관절을 지탱하는 인대에 손상이 생기고 이것은 유착으로 이어집니다. 운동을 좋아하는 젊은 분들이 한의원을 찾아 무릎 주변의 은근한 통증을 호소할 때는 이러한 인대 손상인 경우가 많습니다. 인대는 혈관이 발달하지 않아서 한 번 손상되면 회복이 어려워 통증의 원인으로 작용하게 됩니다.

세 번째, 전방통증증후군, 슬개골연골연화증 등 무릎 앞쪽에서 나타나는 통증입니다. 무릎 전방에 통증이 나타나는 전방통증증후군의 경우 통증 외에도 부종, 무릎을 펼 때 딸깍거리는 소리를 내는 것이 특징입니다. 이 질환은 약해진 대퇴사두근으로 인해 발생합니다. 무릎 위쪽에 위치한 대퇴사두근은 무릎관절 앞쪽에 있는 슬개골과 연결돼 무릎이 움직일 때 관절을 안정시키는 데 매우 중요한 역할을 담당하는 근육입니다. 따라서 대퇴사두근이 약해지면 슬개골을 잘 잡아주지 못해 무릎 전방에 통증이 발생하는 것입니다. 무릎관절이 안 좋은 분들께 대퇴사두근을 강화시키는 운동을 추천하는 것도 이러한 이유 때문입니다. 전방통증증후군은 남성보다 여성에게 많이 발생하는데 이유를 살펴보면 상대적으로 남성보다 여성은 대퇴사두근이 약한, 즉 근육량이 부족한 경우가 많아서입니다. 근육량이 부족한 여성들이 병원에 가면 대퇴사두근을 키워야 한다는 얘기를 많이 듣게 됩니다.

저는 특히 젊은 전방통증증후군 환자들에게 근육 강화와 더불어 '소화 개선'을 꼭 강조합니다. 《동의보감》에서는 무릎관절에 통증이 있을 때 소화기를 살펴 치료하라고 했습니다. 처음에는 《동의보감》의 이러한 치료 원칙이 쉽게 이해되지 않았습니다. 그런데 임상을 거듭할수록 무릎관절 전방에 통증이 있는 젊은 환자들 중에는 소화기능이 안 좋은 경우가 많았습니다. 소화기능이 떨어지면 '습담'이라는 노폐물이 쌓이고 이렇게 쌓인 습담은 무릎관절의 염증을 만드는 원인이 됩니다.

더불어 젊은 무릎통증 환자들에게 저만의 소화기 강화법을 소개하며, 꼭 실천하기를 권합니다.

젊은 무릎통증 환자를 위한, 소화기를 튼튼하게 하는 방법
찬 음식을 피하세요

젊을 때 소화기가 좋지 않은 분들의 대부분은 소화기가 차갑습니다. 이런 분이 찬 음식을 자주 섭취하면 소화기가 더욱 차가워져 소화기의 운동성도 떨어지게 됩니다.

소화기에 부담을 주는 밀가루, 인스턴트식품을 피하세요

젊을 때 소화기가 좋지 않는 분들은 한의학적으로 소음인 체질이 많습니다. 소음인은 태어날 때부터 소화기능이 약한 경우가 많아 조금만 부담되는 음식을 먹으면 바로 체하고 소화기는 더욱 약해집니다. 따라서 소화기에 부담 주는 음식을 피해야 합니다.

공복시간을 늘리세요

저녁식사 후 다음 날 아침식사까지 물 이외에 다른 것을 일절 섭취하지 않는 공복시간을 만들어주는 게 소화기 건강에 좋습니다. 공복시간 동안 소화기는 휴식을 취하며 회복하고 수축하게 됩니다. 만약 이러한 공복시간 없이 적은 양이라도 간식, 과일 등의 형태로 지속적으로 음식 섭취가 진행된다면 소화기는 이완되어 제 기능을 하지 못하고 노폐물이 잘 쌓이게 됩니다.

복근운동을 꼭 하세요

자기 전에 다리 들어 올려주기를 통해 복부근육(복근)을 수축시켜 주면 소화기를 튼튼하게 하는 데 도움이 됩니다. 상체를 들어 올리는 윗몸일으키기는 허리에 부담을 줄 수 있기 때문에 다리를 들어 올려 복근을 운동시키는 방법을 쓰도록 합니다.

배를 따뜻하게 하세요

앞에서 말했듯이 소화기가 좋지 않으면 소화기가 차갑고 운동성이 떨어지는 경우가 많습니다. 배를 따뜻하게 하면 소화기가 따뜻해질 뿐 아니라 운동성이 올라가 소화기능이 개선됩니다. 한의학에서 소화기가 안 좋을 때 배에 뜸을 뜨는 원리도 이와 같습니다. 소화기가 차가울 때 한의원을 찾아 배에 뜸을 떠도 좋고, 가정용 온열기를 이용해 매일 배를 따뜻하게 해줘도 매우 효과적입니다.

내과적 요인도 무릎관절염에 영향을 미칩니다

고혈당, 고혈압, 고지혈증 등을 포함하는 대사증후군

대사증후군의 증상으로 알려져 있는 고혈당, 고혈압, 고지혈증 같은 환자의 내과적 상태도 무릎관절염에 영향을 미칩니다. 고혈압은 연골 아래의 관절부위로 가는 혈액 공급을 막아서 연골을 통한 영양 공급과 뼈의 재형성을 방해합니다. 고혈당은 국소적으로 산화 스트레스와 당화반응의 산물이 쌓인 것으로 연골 손상을 일으키며, 당이 축적되면서 전신에 가벼운 염증반응을 일으켜 골관절염을 악화시킬 수 있습니다. 또한 고콜레스테롤혈증은 연골세포에 비정상적으로 지방을 축적시켜 골관절염이 발생하는 요인이 됩니다.

2021년 3월 세브란스병원 연구팀은 대규모 통계분석을 통해 고콜레스테롤과 무릎관절염 사이에도 연관이 있음을 발표했습니다. 질병관리본부(현 질병관리청)의 국민건강영양조사(2010~2013년)에 따른 국내 60세 이상 한국인 3552만 4307명의 무릎통증과 고콜레스테롤혈증 간의 상관관계를 분석한 결과 고콜레스테롤혈증 환자는 그렇지 않은 사람에 비해 무릎통증이 발생할 확률이 24% 높았다고 합니다. 실제로 환자를 치료할 때 대사증후군을 앓아 전신의 상태가 좋지 않으면 무릎관절염 치료 또한 더딘 경우가 많았습니다.

비만

비만은 무릎관절염과 연관이 많습니다. 비만 환자가 10년에 걸쳐 5kg의 체중을 줄이면 골관절염 위험도 50% 줄일 수 있다고 알려져 있습니다. 비만은 과도한 하중에 의해 무릎관절염을 심화시킬 뿐만 아니라 아디포카인(adipokine) 수치를 비정상적으로 악화시키는 등 염증이 발생하기 쉬운 환경을 만듭니다. 비만으로 인해 무릎관절에 염증이 발생하면 연골 형성과 뼈 재형성을 억제함과 동시에 미세혈관 손상을 유발해 무릎관절염 증상이 악화됩니다. 따라서 과체중인 사람은 무릎 치료 외에 다이어트 치료 또한 병행해야 합니다. 하지만 무릎통증으로 인해 장시간 운동은 어렵기 때문에 병행해서 다이어트 치료를 하기 어려운 경우가 많습니다. 또한 무릎관절염이 많이 발생하는 연령대인 50대는 기초대사량 저하로 다이어트에 어려움을 겪는 경우도 많습니다. 이럴 때 적절한 한의학치료가 도움이 됩니다.

여성호르몬 감소 현상

퇴행성무릎관절염은 남성보다 여성에게서 발생하는 빈도가 3배 정도 더 높다고 합니다. 이유는 폐경이 되면 감소하는 여성호르몬 '에스트로겐'과 상관 있습니다. 폐경기에 이르면 여성호르몬이 감소하면서 무릎관절에 붙어 있는 연골의 강도가 약해지고 연골판 역시 약해집니다. 즉 에스트로겐 감소는 무릎관절의 여러 조직들을 약화시키는 원인이 됩니다. 그중 하나가 파골세포 활성화로 인한 골밀도 저하인데, 이 역시 무릎관절염을 악화시키는 요인입니다. 달리 말하면 골밀도가 높을수록 무릎관절염은 느리게 진행된다는 것으로, 이는 실제 연구결과로도 나와 있습니다.

 쉬어 가기 팔자걸음이 무릎에 좋다?

재미있는 연구가 있어 소개한다.(논문 〈보행 시 의도적인 발 디딤 각도 변화가 하지 관절 부하에 미치는 영향〉 참고) 국내 한 대학에서 보행 시 발의 각도에 따라 무릎관절에 가해지는 힘의 정도를 측정했다.

연구에 따르면 보행 시 팔자걸음을 할 때 무릎 내측에 가해지는 힘이 가장 작았고, 발을 앞으로 모아 걷는 안짱걸음에서 무릎 내측에 가해지는 힘이 가장 컸다. 무릎관절염 환자 입장에서 보면 가장 나쁜 걸음이 안짱걸음이고, 팔자걸음이 좋은 걸음이라 할 수 있다. 따라서 발끝을 바깥으로 향하게 해서 걷는 팔자걸음이 무릎관절에는 가장 좋은 걸음이라 할 수 있다.

본원을 찾은 심한 무릎관절염 환자들 중에는 발끝이 바깥쪽을 향하는 팔자걸음 형태로 걷는 사람이 많다. 이는 심해진 무릎관절염을 인체가 이겨내기 위한 자연스러운 반응이라 할 수 있다.

물론 팔자걸음이 오히려 허리통증을 많이 유발한다는 보고도 있어 무조건적으로 좋다고 볼 수만은 없다. 하지만 무엇보다 무릎관절에 무리를 가하는 힘을 줄여주기 때문에 무릎 내측에 통증을 느낀다면 의도적인 팔자걸음으로 걸어보는 것이 좋겠다.

Table 3. Knee internal moment		In	Normal	Out	(unit: Nm/kg) difference
LHC	M	-0.42	-0.47	-0.45	
	(SD)	(0.10)	(0.11)	(0.10)	
LTO	M	-0.57	-0.47	-0.33	O>N*
	(SD)	(0.18)	(0.18)	(0.15)	O>I* N>I*
RHC	M	-0.41	-0.46	-0.44	
	(SD)	(0.07)	(0.09)	(0.13)	
RTO	M	-0.47	-0.36	-0.22	O>N*
	(SD)	(0.25)	(0.21)	(0.18)	O>I* N>I*

*$p<.05$

〈보행 시 의도적인 발 디딤 각도 변화가 하지 관절 부하에 미치는 영향〉(고은애 외/Korean Journal of Sport Biomechanics/Vol. 23, No. 1/2013/085–090)

소화기가 좋지 않은 환자는
무릎관절염 치료가 더욱 어렵습니다

《동의보감》에 "무릎의 병은 족삼음경락이 허해지면 습사(濕邪)가 침입해 발생한다."는 내용이 있습니다. 《동의보감》을 보면 무릎뿐 아니라 척추관절 전체적으로 '습'에 대한 언급이 유독 많습니다. 현대인에게는 생소할 수 있는 습이라는 개념에 대해 보다 쉽게 설명해보겠습니다.

습은 소화기능과 순환기능이 떨어짐에 따라 인체 내부에 쌓이는 노폐물을 의미합니다. 여러 이유에 의해 소화기능이 약해지고 심장과 폐 등 순환기능이 약해지면 일상생활 과정에서 습이 몸에 쌓이게 되고, 이렇게 쌓인 습은 무릎뿐 아니라 척추관절을 상하게 합니다. 한의학에서는 습이 뼈를 상하게 한다고 했는데, 실제 임상에서도 내부에 습이 많으면 몸을 무리하게 쓰지 않아도 무릎뼈가 두꺼워지고 손가락 등 마디마디가 굵어진 경우가 많았습니다. 나무가 물기를 머금으면 휘어지고 부러지는 것처럼 물기와 비슷한 습이 척추관절 주변에 쌓이면 뼈마디에 변형이 생기면서 휘어지고 약해집니다. 특히 무릎관절 주변에 습이 쌓이면 지속적으로 염증과 통증을 일으키고 무릎뼈를 휘게 해서 심한 '오다리'를 만들기도 합니다. 여성들에게 무릎관절염이 많이 생기고 더욱 심해지는 이유도 여성들이 근육이 많은 남성들에 비해 습이 많은 체질이어서가 아닐까 하는 생각입니다. 이처럼 습은 무릎관절염 환자들의 통증과 변형에 매우 큰 영향을 미치는 만큼 건강한 무릎을 위해서는 치료를 통해 제거해줘야 합니다.

그렇다면 습은 어디에서 생기는 것일까요?

한의학에서는 습을 외부에서 침입한 것과 인체 내부에서 발생한 것 2종류가 있다고 보았습니다. 옛 기록을 보면 중국에서도 중원지역보다는 후덥지근하고 습도가 높은 남방지역에서 습병이 유독 많이 발생했다고 합니다. 또한 관청을 물가로 옮기자 관리들 사이에 습과 관련한 병이 많이 발생했다는 기록도 있습니다. 과거에는 주거환경이 좋지 않아 외부 환경에 인체가 그대로 노출됐기 때문에 외부의 사기(邪氣)인 습이 인체에 많은 영향을 주었던 것 같습니다. 외부의 습이 침입해 발생하는 대표적 질환이 무릎관절염입니다. 무릎관절염으로 인해 통증이 발생하면 바이러스가 침입하는 감기와 비슷하게 발열,

오한, 설사 등의 증상이 함께 나타나는 경우가 많습니다.

하지만 주거환경이 개선된 현대에는 외부의 습보다는 인체 내부의 습이 더욱 중요하게 부각되고 있습니다. 인체 내부에서 습이 발생하는 경우는 여러 가지가 있지만 그중에서도 다수는 소화기가 원인이라고 봅니다.

현대의학의 소화기에 해당하는 것이 한의학의 위장과 비장입니다. 위장은 음식물을 수화함으로써 영양분을 흡수하고 비장은 위장에서 흡수한 영양분을 사지말단으로 보내는 역할을 합니다. 그런데 이러한 위상의 작용이나 비장의 기운이 나빠지면 사지말단과 넘통에는 습이 쌓이게 됩니다.

현대인들은 바쁘다 보니 급하게 식사를 하고 수시로 인스턴트 음식을 먹게 됩니다. 술과 야식도 즐깁니다. 먹기는 먹는데 스트레스로 인해 소화기능은 점점 떨어집니다. 그런데 이런 생활습관은 모두 소화기에 좋지 않은 영향을 미치는 행동입니다. 이런 생활습관으로 인해 인체 내부에 습이 쌓이면 식후에 더부룩하거나 조금만 먹어도 살이 찌는 등 소화기능 자체에 먼저 문제가 생깁니다. 습이 점점 더 쌓이면 몸이 무거워지고 소변을 자주 보며, 몸이 붓고 오후만 되면 눈이 흐려지는 증상도 나타나게 됩니다. 실제 무릎관절염 환자를 진료하다 보면 무릎통증 외에도 소화기능을 비롯해 습과 관련한 증상을 함께 호소하는 경우가 유독 많았습니다.

무릎통증으로 내원한 50대 중반 여성 환자분의 사례를 소개합니다. 평소 일도 크게 하지 않고 무릎을 많이 사용하지도 않았는데 몇 년 전 넘어지면서 무릎이 붓고 아프더니 이후로 무릎이 휘었습니다. 그 후 운동도 많이 하고 관리도 열심히 하려 하는데 왜 자꾸 무릎이 아픈지 모르겠다며 속상해했습니다. 환자분의 증상을 여러 가지로 따져보니 소화기능이 좋지 않았고 인체 내부에서도 습으로 인한 다양한 증상이 관찰됐습니다.

본원에서는 도침치료와 함께 소화기 치료를 통해 습을 제거했고, 무릎 상태가 크게 좋아졌습니다. 소화기 치료를 통해 통증을 유발하고 뼈를 변형시키는 습을 제거함으로써 무릎관절염을 개선하는 한의학의 관점은 매우 귀중한 치료적 지혜입니다. 이는 특히 원인이 정확히 밝혀지지 않아 결국 수술에 이르게 되는 무릎관절염 환자들을 미리 치료하고 예방할 수 있는 방법이기도 합니다. 평소 무릎관절염이 있는 분들은《동의보감》이 일러준 대로 소화기능은 건강한지 살펴보면 좋을 것 같습니다.

앞에서 무릎관절염 환자들은 무릎에 가해지는 부담을 줄이기 위해 다이어트가 필요하다고 했는데요, 습이 많은 사람은 적게 먹어도 살이 찌는 경향이 있습니다. 이러한 분들은 일반적인 다이어트가 아니라 습을 제거하고 소화기를 건강하게 만드는 치료가 필요합니다. 습을 치료해서 무릎뿐 아니라 전신의 건강도 되찾기를 권합니다.

근육이 빠지는 무릎관절염은
특별한 관리가 필요합니다

 한의학의 장점 중 하나는 '허증'에 대한 치료가 가능하다는 것입니다. 허증은 말 그대로 몸이 허해지는 것으로, 무릎관절염에도 허증이 존재합니다. 즉 근육이 빠지면서 다리가 점점 가늘어지는 근감소형 무릎관절염이 바로 허증의 모습입니다. 무릎 주변에 튼튼한 근육이 있어야 무릎을 지탱하는데 점점 근육이 빠지게 되니 당연히 관절염이 악화되고 통증도 심해지게 됩니다. 안타깝지만 현대의학에는 이런 허증형 무릎관절염을 치료할 수 있는 별다른 해결책이 없습니다. 그런데《동의보감》에 보면 허증형 무릎관절염에 대해 다리가 학처럼 가늘어진다고 해서 학슬풍이라 불렀다는 기록이 있습니다. 그리고 이에 대한 치료방법으로 몸을 보강하는 처방까지 제시했습니다.

허증형 무릎관절염은 인체가 노화 또는 질환에 의해 전체적으로 약해지면서 발생합니다. 인체가 전반적으로 약해지기 때문에 무릎 관절 주변의 근육과 인대는 물론 뼈도 약해집니다. 무릎을 보호하는 관절낭의 활액이 줄어들고 영양 상태도 불량해집니다. 이처럼 허증형 무릎관절염은 무릎관절의 단독노화에 의해서가 아니라 전신노화와 함께 진행됩니다. 노화의 패턴은 약간씩 차이가 있지만 허증형 무릎관절염 환자들은 보통 청력이 감퇴하고 손발이 냉해지며 심장기능이 약해져 밤에 소변을 자주 봅니다. 남성의 경우 만성전립선염을 동반하는 경우가 많고 여성의 경우 방광기능이 약해져 요실금이 나타나기도 합니다. 특히나 무릎관절염은 고령층에서 주로 발생하기 때문에 심장질환, 소화기질환, 고혈압, 당뇨 등도 함께 앓는 경우가 많습니다.

《노화의 종말》에서 하버드 의대 출신인 저자는 인류가 앞으로는 개별 질환이 아니라 노화에 대한 총체적 대응을 해야 한다고 주장했습니다. 이 주장에 동의하며, 허증형 무릎관절염을 치료하는 데도 단지 무릎만이 아니라 노화에 대한 총체적 대응이 필요하다고 봅니다. 더불어 노화에 대한 총체적 대응에는 한의학만 한 것이 없다는 생각입니다.

다양한 노화증상이 동시에 나타나는 허증형 무릎관절염을 치료하기 위해서는 무릎관절에 대한 침치료뿐 아니라 전반적 상태를 개선하고 몸을 보강하는 한약치료도 꼭 필요합니다. 몸을 보강하기 위해서는 기능적인 보강과 물질적인 보강이 종합적으로 이뤄져야 하는데 이를 한의학에서는 기와 혈을 보강한다고 합니다. 통상 우리가 말하는 '보약'을 복용한 이후에 무릎통증이 줄어들었다는 분들이 있는데, 이는 몸 전체적인 보강과 동시에 무릎관절 또한 보강됐기 때문입니다. 무릎이 아픈 환자들 중에 "TV에서 보고 홍삼과 흑염소 등을 복용 중인데, 이것이 무릎에 좋은 것인지"를 묻기도 합니다. 크게 나쁠 것은 없지만 이왕이면 한의원에서 '본인 몸의 어느 부분이 허한가'를 정확히 진단한 후 그에 맞춰 처방받을 것을 권합니다. 인체는 기, 혈, 음, 양의 관점에서 복합적인 보강이 필요한데 홍삼이나 흑염소 등은 한 가지 측면만 보강하는 효과가 크기 때문입니다.

이처럼 근육이 마르는 허증형 무릎관절염을 한의학적으로 연구, 치료하는 과정에서 최근 사회적 문제가 되고 있는 근감소증에 대해서도 동시 접근해 치료가 가능합니다.

근감소증은 노화에 의해 근력이 저하되다 급기야 근육량이 줄어드는 질환입니다. 과거에는 이를 단순노화로 보고 가볍게 생각했지만 지금은 근육량이 보존돼야만 본인의 힘으로 보행이 가능하다는 것이 밝혀지면서 치료가 필요한 매우 중요한 질환으로 인식되고 있습니다. 만약 보행하지 못하는 환자들이 늘어난다면 이들을 보조해야 하는 사회적 비용도 기하급수적으로 증가하기 때문에 근감소증은 고령화시대에 직면한 지금의 큰 사회적 이슈이기도 합니다. 우리보다도 고령화 속도가 빠른 일본에서는 근감소증을 심각한 사회적 문제로 생각하고 많은 연구와 치료들이 이뤄지고 있습니다. 최근에 우리나라도 근감소증을 정식 질환으로 인정했습니다.

허중형 무릎관절염 치료에 한약을 쓰면 무릎관절이 좋아지는 동시에 노화로 인한 다양한 증상이 개선되고 뼈와 근육도 튼튼해지는 것을 확인할 수 있습니다. 앞으로도 허중형 무릎관절염과 근감소증에 대한 한의학적 연구는 더욱 활발해져야 합니다. 이러한 연구는 고령화 시대의 의학적, 사회적 문제를 해결하는 시작이 될 것입니다.

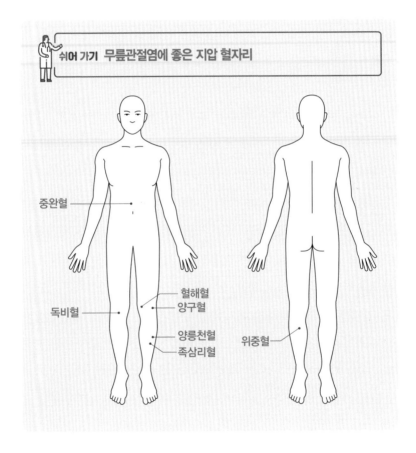

쉬어 가기 무릎관절염에 좋은 지압 혈자리

중완혈

혈해혈
양구혈
독비혈
양릉천혈
족삼리혈
위중혈

척추·관절 도침치료가 정답이다

일반 무릎관절염에 추천하는 지압 혈자리

1) 독비혈: 독비혈의 독비(犢鼻)는 송아지의 코라는 의미로 슬개골 아래 슬개인대와 슬개골 사이 함요처(움푹 들어간 곳)에 있다.

2) 위중혈: 위(委)는 굽힌다는 뜻으로 오금 가장 가운데 굽혀지는 부위를 의미한다.

3) 양릉천혈: 양(陽)은 외측면을, 릉(陵)은 높은 곳으로 비골두를 의미한다. 양릉천혈은 비골두 앞쪽 아래 함요처에 있다. 높은 곳으로부터 내려온 장경인대와 외측면 햄스트링 근육의 건이 비골두 주위에 붙는 만큼 하체의 여러 근육을 다스리는 묘충시이나.

소화기가 좋지 않은 무릎관절염에 추천하는 지압 혈자리

1) 족삼리혈: 위경락의 합혈로 위기가 모이는 곳이다. 경골조면이 시작되는 곳의 바로 외측을 누른다. 전경골근이 지나간다.

2) 중완혈: 완(脘)은 위장으로, 중완혈은 위장의 중앙부에 위치한다. 명치와 배꼽의 중점을 취혈한다. 각종 소화기질환에 자주 사용하는 혈이다.

근육이 감소하는 허증형 무릎관절염에 추천하는 지압 혈자리

1) 양구혈: 슬개골의 상방, 산량의 위에 있는 구릉을 의미한다. 대퇴직근과 외측광근 사이 함요처에 위치한다. 퇴행으로 오다리가 될수록 슬개골이 외회전하면서 허벅지 바깥쪽으로 힘이 많이 실려 자주 아프다.

2) 혈해혈: 피가 모이는 곳을 의미하며, 배꼽 아래 기해혈과 양 혈해혈이 삼각형을 이룬다. 다리의 큰 근육으로 많은 피를 품고 있다. 깊이 보면 지나가는 대퇴동맥도 연관돼 있다.

연골주사를 맞았는데도
무릎관절염이 낫지 않습니다

무릎관절염이 심한 환자들이 많이 이용하는 치료법 중 하나가 연골주사입니다. 정확히 말하면 히알루론산주사인데, 무릎관절 내부에서 쿠션 역할을 하는 윤활액의 점성이 감소할 때 사용합니다. 인체는 노화에 따라 차츰 윤활액의 점성이 감소하는데, 이때 히알루론산주사를 맞으면 무릎관절의 쿠션 역할을 돕게 됩니다. 쿠션 역할 외에도 히알루론산주사는 염증과 통증의 원인이 되는 PGE2 합성을 억제하는 효과가 있는 것으로 알려져 있습니다.

하지만 연골주사 역시 무릎관절염 초기에는 효과가 좋지만 중기를 넘어서는 심한 무릎관절염에는 별반 효과가 없는 것으로 보고되고 있습니다. 왜 그럴까요? 그 답은 유착에 있습니다. 염증이 주원인인 통증의 경우 연골주사만으로도 효과를 볼 수 있지만(연골주사는 무릎관절의 쿠션 역할을 돕고 염증을 억제하는 효과가 있습니다.) 무릎관절 주변의 인대와 근육이 유착돼 발생하는 만성통증의 경우 유착을 풀어줘야만 통증이 사라지는데 연골주사가 그것까지 해결하지는 못하기 때문입니다.

연골주사인 히알루론산주사와 도침치료(중국의 침도치료)에 대해 중국에서 진행한 재미있는 연구 2가지가 있습니다.

첫 번째, 2017년 발표된 토끼를 대상으로 한 히알루론산주사 치료와 도침치료를 비교한 연구입니다.

토끼 20마리에게 히알루론산주사 치료와 도침치료를 한 후 VEGF(Vascular Endothelial Growth Factor, 혈관내피성장인자)를 관찰했습니다. VEGF는 혈관내피세포에 특이적으로 작용해 세포증식이나 혈관신생을 촉진하는 당단백으로, VEGF 수치가 낮을수록 좋은 것으로 이해하면 됩니다. 만약 암 환자의 VEGF 수치가 높으면 안 좋은 상황임을 의미합니다. 실험 결과 도침치료군이 히알루론산주사 치료군보다 VEGF의 발현이 적었는데(즉 VEGF 수치가 낮았는데) 이는 히알루론산주사 치료보다 도침치료를 했을 때 무릎관절의 회복이 빨랐다는 의미입니다.

두 번째, 항저우 중의학대학에서 히알루론산주사 치료만 단독으로 진행한 경우와 도침치료를 병행한 경우의 효과를 비교한 연구입니다. 환자 998명을 대상으로 연구를 진행한 결과 히알루론산주사 치료만 했을 때보다 도침치료를 병행했을 때가 VAS(Visual Analogue Scale, 시각통증척도), ER(Effective Rate, 유효율), LKSS(Lysholm Knee Score, 무릎관절기능점수) 등 여러 측면에서 더욱 효과가 좋았습니다.

위 실험들의 결과에서 무릎관절염은 유착 해결이 매우 중요하다는 것을 알 수 있습니다. 2017년의 토끼 대상 실험에서 연골주사인 히알루론산주사 치료보다 도침치료의 효과가 좋은 이유는 도침치료가 무릎관절염의 유착을 해결했기 때문입니다. 또한 단독으로 히알루론산주사 치료만 한 것보다 도침치료를 병행했을 때 효과가 좋은 이유는 히알루론산주사 치료로 염증을 줄여주는 동시에 도침치료로 유착을 해결했기 때문입니다.

무릎관절염의 고통 때문에 연골주사를 맞고도 효과가 미미하다고 느꼈다면 꼭 도침치료를 이용해보길 권합니다.

〈무릎 골관절염의 도침치료에 대한 연구 동향: 체계적 문헌 고찰〉

연골주사 단독치료에 비해 연골주사와 도침치료를 함께 적용한 경우 통계적으로 유의미하게 치료 유효율이 높았다.

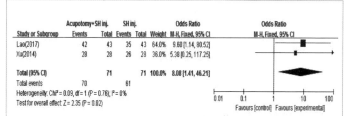

Fig. 6. Meta analysis outcome of efficiency rate between Acupotomy+Sodium Hyaluronate inj. and Sodium Hyaluronate inj.

WOMAC(골관절염지수): 통증, 뻣뻣함, 무릎 기능 측면에서도 모두 도침치료를 함께 적용한 경우 효과가 더 좋았다.

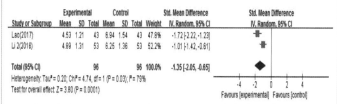

Fig. 7. Meta analysis outcome of WOMAC pain between Acupotomy+Sodium Hyaluronate inj. and Sodium Hyaluronate inj.

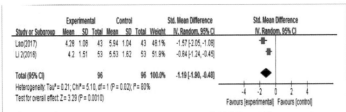

| Study or Subgroup | Experimental | | | Control | | | | Std. Mean Difference | Std. Mean Difference |
	Mean	SD	Total	Mean	SD	Total	Weight	IV, Random, 95% CI	IV, Random, 95% CI
Lao(2017)	4.28	1.08	43	5.94	1.04	43	48.1%	-1.57 [-2.05, -1.08]	
Li 2(2016)	4.2	1.51	53	5.53	1.62	53	51.9%	-0.84 [-1.24, -0.45]	
Total (95% CI)			96			96	100.0%	-1.19 [-1.90, -0.48]	

Heterogeneity: Tau² = 0.21; Chi² = 5.10, df = 1 (P = 0.02); I² = 80%
Test for overall effect: Z = 3.29 (P = 0.0010)

Favours [experimental] Favours [control]

Fig. 8. Meta analysis outcome of WOMAC stiffness between Acupotomy+Sodium Hyaluronate inj. and Sodium Hyaluronate inj.

| Study or Subgroup | Experimental | | | Control | | | | Std. Mean Difference | Std. Mean Difference |
	Mean	SD	Total	Mean	SD	Total	Weight	IV, Fixed, 95% CI	IV, Fixed, 95% CI
Lao(2017)	20.78	4.47	43	28.58	4.85	43	43.6%	-1.66 [-2.15, -1.16]	
Li 2(2016)	21.24	4.26	53	29.43	6.35	53	56.4%	-1.50 [-1.94, -1.07]	
Total (95% CI)			96			96	100.0%	-1.57 [-1.90, -1.25]	

Heterogeneity: Chi² = 0.21, df = 1 (P = 0.65); I² = 0%
Test for overall effect: Z = 9.46 (P < 0.00001)

Favours [experimental] Favours [control]

Fig. 9. Meta analysis outcome of WOMAC function between Acupotomy+Sodium Hyaluronate inj. and Sodium Hyaluronate inj.

척추·관절 도침치료가 정답이다

무릎관절염엔 꼭
인공관절치환술을
받아야 할까요?

　대부분의 무릎통증은 비수술로 치료가 가능합니다. 무릎 치료 교과서라고 할 수 있는 《슬관절학》(대한슬관절학회 지음)에 따르면 골관절염은 노인층에서 흔한 질환이지만 일상적인 활동에 영향을 미치는 경우는 10~20% 정도밖에 되지 않는다고 합니다. 또한 환자 대부분은 간헐적이거나 경미한 증상을 보이므로 비수술적 치료의 대상이 된다고 했습니다. 일본인 의사가 쓴 무릎관절염 치료에 관한 책《개원의를 위한 무릎통증치료》에도 연골소실을 동반하고 변성이 심해 인공관절치환술이 꼭 필요한 경우는 단지 5%에 불과하며, 대부분의 무릎통증은 주변 근육과 인대의 섬유화 그리고 통증 민감도 증가에 따른 것이라 했습니다. 두 책의 내용을 종합해보면 무릎통증 환자 중 인공

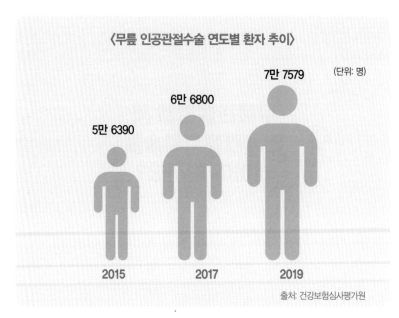

<무릎 인공관절수술 연도별 환자 추이>

(단위: 명)

5만 6390

6만 6800

7만 7579

2015　2017　2019

출차: 건강보험심사평가원

인공관절수술 기법의 발전과 함께 매년 인공관절치환술을 받는 환자도 늘고 있다.

관절치환술을 받아야 할 정도로 심각한 경우는 소수라 할 수 있습니다.

하지만 퇴행성무릎관절염이 심하게 진행되고 K-L등급상 4등급(관절 간격이 거의 붙어 있어 인공관절수술이 필요한 단계)에 해당하는 관절 변형이 있으면 인공관절치환술을 고민하게 됩니다. 최근 인공관절치환술 기법의 발전으로 인해 수술 후 통증 감소, 빠른 재활이 가능하고 여러 수술 중에서도 만족도가 높은 수술로 알려지면서 수술을 고려하는 환자도 증가하고 있습니다.

척추·관절 도침치료가 정답이다

하지만 여러 연구를 보면 인공관절수술에 만족하지 못하는 환자도 많다고 하니 주의가 필요합니다. 한 연구에 따르면 인공관절치환술을 받은 환자 중 일부는 수술결과에 대해 만족하지 않는다고 합니다. 이유는 수술에 대한 기대치가 너무 높았고 완전히 없어질 거라 생각했던 무릎통증이 수술 후에도 여전히 남아 있기 때문입니다. 수술 전 통증이 심했던 환자일수록 결과에 대한 만족도가 낮았는데 이럴 경우 수술 후에도 남아 있는 통증을 조절하는 것이 추가로 필요하다고 했습니다.

그 밖에 여러 나라에서 발표한 연구에서도 인공관절치환술에 만족하지 못하는 경우가 많음을 알 수 있습니다. 2009년 캐나다의 연구결과에 따르면 1703명의 인공슬관절치환술(TKA)을 받은 환자들 중 약 20%는 수술결과에 불만족했다고 합니다. 같은 2009년 스웨덴의 연구결과를 보면 인공관절치환술을 받은 후 전반적으로 만족했고 통증도 감소했지만 골프 같은 레저활동을 즐기는 데는 기대만큼의 결과가 나오지 않아 불만족하는 경우가 많았다고 합니다. 2006년 미국에서도 비슷한 연구를 진행했는데 인공관절치환술의 전반적인 만족도는 75% 정도 됐으나 60세 이후부터 불만족하는 비율이 급격히 늘어났다고 합니다. 2011년 프랑스에서 발표한 논문에 따르면 여자, 나이가 어릴수록, 걱정이 많고 예민할수록 인공관절치환술 이후 잔여통이 남을 가능성이 높다고 했습니다.

한편 인공관절치환술의 부작용에 대해 경고하는 연구도 있습니다. 하버드 의대 캐츠 교수는 인공관절치환술을 받으면 수술 후 90일 동안은 사망률이 높아지고 수술 환자 중 20%가 6개월 뒤에도 통증이 남아 있으므로 누구에게나 효과 있는 치료가 아니라고 했습니다. 또한 수술을 하지 않아도 무릎통증을 관리할 수 있는 보존적 치료가 가능한 만큼 위험성이 있는 인공관절치환술 전에 충분히 다른 치료를 활용해보라고 했습니다. 서던 덴마크 대학교 쇠렌 스코우 교수는 무릎관절염 환자 100명 중 무작위로 50명은 인공관절 그룹으로, 50명은 보존적 치료 그룹으로 나눈 후 치료, 관찰하고 그 결과를 발표했습니다. 보존적 치료 그룹의 치료효과 69%에 비해 인공관절 그룹의 치료효과는 83%로 상대적으로 높았습니다. 하지만 건강상 중대한 문제가 발생한 경우는 보존적 치료 그룹에서 6건, 인공관절 그룹에서 26건이 있었으며, 수술 후 무릎관절에서 문제가 발생한 경우도 인공관절 그룹에서 더 많았습니다. 쇠렌 스코우 교수 또한 보존적 치료가 인공관절치환술에 비해 효과는 다소 떨어지지만 안전한 치료가 가능하기 때문에, 혹여 건강상 문제가 발생할 수도 있는 인공관절치환술을 섣불리 결정하지 말라고 했습니다.

어떤 환자들은 인공관절수술을 늦게 하면 예후가 좋지 않다고 생각해서 한 살이라도 젊을 때 해야 한다면 수술을 서두르기도 합니다. 하지만 연구에 따르면 환자 나이 70세 전과 70세 후에 인공관절치환술을 한 경우 두 집단의 차이가 전혀 없다고 했습니다. 특히 최근에는 인공관절수술 기법이 발전해 고령에도 안전한 수술이 가능하기 때문에 수술을 서두를 필요가 없습니다. 따라서 인공관절수술을 고민하는 분이라면 도침치료를 비롯한 비수술적 치료를 충분히 받았는지부터 거듭 따져보는 것이 좋습니다. 그리고 한 병원 특정 의사의 의견만을 전적으로 신뢰할 것이 아니라 다양한 치료법과 의견을 고루 들어봐야 합니다.

저는 특히나 도침과 한약처방이 심한 무릎관절염에도 효과가 있음을 알기 때문에 인공관절수술에 앞서 꼭 고려해볼 것을 권합니다. 무릎통증은 유착으로 인한 경우가 많기 때문에 도침요법으로 유착을 치료해준다면 심한 무릎관절염이라 해도 수술 없이 효과를 볼 수 있습니다.

쉬어 가기 침치료가 무릎관절염의 수술을 늦출 수 있을까?

최근 국내의 한 한방병원에서 60~70대 무릎관절염 환자에게 침치료를 할 경우 2년 내 수술 위험이 무려 69~80%나 줄어든다는 연구결과를 발표했다. 이는 2004~2010년 발생한 신규 무릎관절염 환자 중에 침치료군(8605명)과 침치료를 받지 않은 비슷한 성별, 연령, 소득 수준의 3배수 대조군(2만 5815명) 간 2년 내 인공관절수술률을 비교분석한 결과이다.

2년 내 인공관절수술률은 침치료군이 0.26%(22명), 대조군이 3.6배인 0.93%(240명)였다. 침치료군의 2년 내 수술 확률은 대조군보다 73%(남성 50%, 여성 78%) 낮았으며, 특히 60~70대 침치료군의 수술 확률은 대조군보다 각각 69%, 80% 낮았다.

★ 위 연구에서도 확인됐듯이 수술 시기를 늦추고 자기 관절을 사용하는 데에 침치료는 매우 효과적인 수단이 될 수 있다. 특히 도침요법과 한약처방 등 보다 많은 한의학치료를 적극 활용하면 효과는 더욱 클 것으로 기대된다. 수술을 늦추거나 때로는 수술을 피하게 하는 한의학치료가 환자들의 만족도를 크게 높여줄 것이라 확신한다.

★ 2020년에 발표된 미국류마티스학회 무릎관절염 가이드라인에서 침치료를 권장한 것은 매우 큰 의미가 있다. 미래에는 침기술을 활용한 무릎관절염 등의 만성 척추질환 치료가 가장 보편적이고 인기 있는 치료법이 될 것이다.

척추·관절 도침치료가 정답이다

비수술 도침치료가
늘어날 수밖에 없는 이유 2가지

도침치료를 비롯한 비수술 무릎관절염 치료는 앞으로 그 중요성이 더욱 높아질 것으로 생각됩니다. 그 이유는 첫 번째, 고령화에 따라 무릎관절염을 앓는 인구가 폭발적으로 증가하기 때문입니다. 다음의 그래프는 세계 고령인구 비중 추이와 대한민국 고령인구 비중 추이를 나타낸 것입니다. 그래프를 보면 세계적 고령화 추세 속에서도 대한민국의 고령화는 더더욱 가파르게 진행되고 있습니다. 전문가들은 2050년이 되면 대한민국이 높은 평균수명 1위 국가가 될 것이라 관측합니다.

고령화가 진행되면 무릎관절염 환자는 자연스럽게 늘어날 것이고, 많은 고령의 환자들은 인공관절수술을 고민하게 됩니다. 하지만 만일 다른 치료방법이 있다면 수술만큼은 최대한 피하고 싶을 것입니다. 본인 관절을 사용하고 싶어 하는 마음이 간절한 데다 수술을 하면 기나긴 재활 기간의 고통이 매우 클 것을 알기 때문입니다. 이는 연골을 재생시킨다는 치료가 각광받는 이유이기도 합니다.

만일 간단한 도침치료로 수술을 하지 않고도 통증 없이 일상생활을 할 수 있다면 얼마나 환상적인 일이 될까요? 저는 초기관절염부터 도침치료를 통해 치료하고 관리한다면 상당수의 무릎관절염이 수술까지 이르지 않을 것으로 봅니다.

도침요법을 비롯한 비수술 무릎관절염 치료가 크게 늘어날 것으로 전망되는 두 번째 이유는 생활방식의 변화로 현대의 노인들은 인공관절수술을 받아야 할 만큼 무릎이 크게 고장 나지 않기 때문입니다.

무릎관절염에는 크게 내측형, 외측형, 슬개대퇴형 3가지가 있습니다. 이 중 가장 발생빈도가 높고 치료가 어려운 것이 오다리를 만드는 내측형 무릎관절염입니다. 그런데 최근 노인들은 예전 노인들에 비

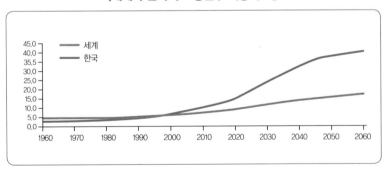

〈세계와 한국의 고령인구 비중 추이〉

연령별 무릎관절염 환자 수 또는 비율.

척추·관절 도침치료가 정답이다

해 오다리가 심하지 않습니다. 이는 사회구조의 변화로 쪼그려 앉아 무릎을 굽히고 하는 방식의 농사일이 사라졌기 때문입니다. 연구에 의하면 쪼그려 앉아 농사일을 하는 경우 무릎관절에 가해지는 부하는 계단을 오르내릴 때보다 2배 이상 크다고 합니다. 그러니 종일 쪼그려 앉아 밭일을 했던 과거 노인들의 무릎은 쉽게 망가지고 그 결과 'O'자형으로 심하게 변형된 오다리를 만들 수밖에 없었습니다. 실제 노인 환자를 진료해보면 젊을 때 농사일을 한 분과 도시생활을 한 분의 무릎관절 변형 정도가 매우 다른 것을 확인할 수 있습니다. 무릎관절 변형이 심하지 않다면 연골 마모와 무릎의 퇴행 또한 느리게 진행됩니다. 따라서 농사일을 하지 않는 현대 노인들의 경우 인공관절수술이 필요할 정도의 심한 변형은 점차 줄어들 것입니다. 여전히 농사일을 하더라도 이제는 많은 부분에서 기계가 사람 역할을 대신하니, 농사짓는 노인의 관절 변형도 마찬가지로 줄어들 거고요.

농사일뿐만 아니라 좌식생활도 무릎관절염의 큰 원인 중 하나입니다. 이것은 한국과 일본에서 유독 무릎관절염 환자가 많은 이유이기도 합니다. 바닥에 앉아 있다 일어서는 동작을 할 때 무릎관절은 크게 굴곡하는데, 이때 무릎관절에 가해지는 부담도 늘어납니다. 그런데 최근에는 집집마다 소파와 식탁 등 서구식 생활방식이 일반화되면서 무릎을 구부리지 않아도 집 안을 청소할 수 있는 편리한 생활도구들이 등장했습니다. 바닥에 쪼그려 앉아 머리를 감는 사람도 점점 줄어들고 있습니다. 이러한 생활방식의 변화는 사람들이 고령이 돼도 반듯한 무릎을 유지하도록 해줍니다.

철저한 자기관리와 건강에 더 많은 노력을 기울이는 사회 분위기 역시 수술이 필요할 정도의 심각한 무릎관절염 환자 비율을 줄여주는 요인입니다.

이런 추세가 계속되면 앞으로는 수술이 필요할 만큼 심각한 무릎 관절 변형이 줄어들고 대신 평소 무릎을 잘 관리할 수 있도록 도침요 법을 비롯한 비수술 무릎 치료의 필요성이 더욱 커질 것입니다.

 쉬어 가기 무릎관절염 환자가 꼭 피해야 하는 운동은 무엇일까?

각 동작별로 무릎관절(대퇴경골관절)에 다음과 같은 하중이 가해진다.
• 평지보행에서는 체중의 약 3배
• 계단 오르내리기 및 내리막길에서는 체중의 6~8배
• 웅크리고 앉는 동작에서는 체중의 5.5배
• 스포츠센터의 하지근력기구(Cybex) 사용 시 체중의 9배

1) 계단 오르내리기를 하지 않는다

계단 오르내리기는 평지보행에 비해 체중이 2배 이상 더해진다. 따라서 무릎관절 염이 언제든 호발할 수 있는 50대 이후에는 걸어서 계단을 오르내리는 것은 피한 다. 운동을 위해 계단 오르내리기를 하는 사람도 있는데 무릎관절을 보호하기 위 해서는 하지 않는 것이 좋다.

2) 등산에서는 내리막길을 주의한다

내리막길에서는 평지보행에 비해 체중이 2배 이상 더해진다. 따라서 산에서 내려 올 때는 내리막길에 주의해야 한다. 몸을 옆으로 해서 내려오거나 스틱을 꼭 짚고 내려온다. 스틱을 사용하면 무릎관절에 부하가 걸리는 것을 줄일 수 있다. 여러 연 구에서 공통적으로 지팡이의 사용은 무릎관절염을 줄일 수 있는 매우 좋은 방안이

라고 했다.

3) 농사일, 주말농장, 집안일 등을 피한다

국내 대학의 작업환경의학과에서 농업인 436명을 조사해 농사일을 하면서 쪼그
려 앉는 자세를 반복하면 퇴행성무릎관절염도 더욱 심해지는 경향이 있다는 연구
결과를 발표했다. 위의 하중 자료에서도 알 수 있듯이 쪼그려 앉는 동작은 하중의
5.5배가 무릎에 가해지게 된다. 따라서 무릎관절염 환자는 쪼그려 앉는 자세를 피
해야 한다. 진료해보면 농촌지역 노인일수록 무릎관절염이 심한 경향이 있는데 이
역시 농사일과 함께 수반되는 쪼그려 앉는 자세와 연관된다. 따라서 쪼그려 앉는
자세를 최대한 피해 농사일과 집안일을 히도록 신경 써야 한다.

4) 하지근육 강화운동이 무조건 좋은 것은 아니다

하지근육 강화를 위한 운동 시 체중의 9배가 무릎에 더해진다. 이렇게 높은 체중
을 이겨내야 하는 하지근육 강화운동 시 만약 무릎관절 자체가 틀어져 있다면 어
떻게 될까? 무릎에 더욱 부담이 가해질 것이다. 따라서 무릎관절염이 있다면 관절
에 체중을 더하지 않도록 맨몸으로 하는 하지근육 강화운동이 좋다. 무릎에 통증
이 없는 사람도 무릎의 정렬이 틀어진 상태에서 하지근육 강화운동을 하면 오히려
무릎관절에 독이 될 수 있다. 특히 하지의 정렬이 틀어지면 무릎을 굽혔다 폈다 할
때 딱딱거리는 소리가 나거나 무릎을 끝까지 굽히는 것이 힘들 수 있다. 이럴 경우
무릎관절을 강화한다고 근력운동만 할 것이 아니라 먼저 전문가를 찾아 틀어진 무
릎을 바르게 정렬하는 것이 필요하다.

2

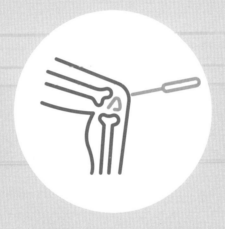

도침으로 치료하기

미국류마티스학회도
권하는 침치료

    미국류마티스학회에서 무릎관절염에 '침치료'를 권장한다는 매우 흥미로운 사실을 발표했습니다. 2020년 발표된 미국류마티스학회 가이드라인에 따르면 "침술에 대해서는 플라세보효과와 검증방법의 적절성 등 여러 논란이 있지만, 부작용이 적기 때문에 무릎관절염 환자들에게 추천한다."고 밝혔습니다.

    무릎관절염은 현재 그 원인이 명확히 밝혀지지 않아 근본적 치료가 어려운 질환입니다. 따라서 한 번에 치료가 어렵고 장기간의 '관리'가 필요하지요. 그중에서도 일상을 힘들게 하는 '통증' 관리가 매우 중요합니다. 큰 부작용 없이 장기간 통증을 관리할 수 있다는 점에서 '침술'은 무릎관절염에 매우 유용합니다.

한편, 미국류마티스학회가 추천하지 않는 치료 또한 매우 흥미롭습니다. 우리가 평소 무릎관절염 치료에 절대적인 효과가 있다고 생각했던 여러 방법들이 이 '추천하지 않는 치료'에 포함됐기 때문입니다.

첫 번째, 많은 분들이 연골 보호를 위해 챙겨 먹는 글루코사민과 콘드로이틴입니다. 학회는 이를 추천하지 않는 이유로 기존 실험들에 대한 신뢰성 부족을 꼽았습니다. 또한 일부 환자에서 글루코사민이 혈당을 높일 수 있으므로 주의가 필요하다고 언급했습니다. 참고로 미국류마티스학회의 가이드라인 외에 200명 이상을 대상으로 시행한 10건의 비교실험에서도 글루코사민과 콘드로이틴 섭취만으로는 무릎관절의 통증과 변형을 해결할 수 없다고 밝혔습니다.

또한 콜라겐 복용도 추천하지 않았습니다. 최근에는 관절연골을 구성하는 주요 성분인 콜라겐을 일부러 섭취하는 무릎관절염 환자들이 많습니다. 그런데 안타깝게도 이 콜라겐은 무릎까지 전달되기 전에 위나 장에서 분해, 흡수돼버립니다. 그러니 콜라겐으로 무릎관절염을 예방하거나 튼튼한 관절을 만들 수 있다고는 생각하지 않기 바랍니다.

학회에서 추천하지 않는 또 하나의 치료는 바로 히알루론산주사, 즉 '연골주사'입니다. 안전하면서도 무릎관절염에 효과적이라고 알려져 있는 히알루론산주사는 마모된 연골조직을 재생시키는 능력은 없지만 염증을 억제하고 윤활작용을 해 관절 움직임을 개선시키는 것으로 알려져 왔습니다. 하지만 학회에서는 히알루론산주사가 일반적인 생리식염수주사에 비해 효과가 더 있는지 의문이라며, 스테로이드 사용이 부작용을 가져오는 등 현재는 무릎관절염에 적절한 치료법이 없기 때문에 히알루론산이 쓰이고 있을 뿐이라 지적했습니다.

무릎관절염 환자 중에는 골다공증 환자가 많아요. 그런데 보통 골다공증 환자들이 복용하는 '비스포스포네이트' 역시 무릎관절염 치료에서는 절대 금지해야 하는 약물로 꼽혔습니다. 비스포스포네이트가 파골세포의 활성을 억제해 골다공증 수치를 개선한다고 알려져 있지만, 장기석으로는 뼈의 노화를 촉진해 오히려 뼈를 약화시킵니다. 따라서 골다공증 있는 무릎관절염 환자라면 비스포스포네이트가 아니라 장기적으로 뼈를 강화시킬 수 있는 다른 방법을 선택하는 것이 바람직하다고 생각합니다.

마지막으로 최근 많은 사람들의 관심을 끌고 있는 줄기세포와 자가혈장주사 또한 표준화 부족과 유전적인 이질성 등의 이유로 권고하지 않는 치료에 포함됐습니다.

우리가 그간 많이 이용했던 치료들이 권고되지 않는 치료에 선정된 것은 의외입니다. 그리고 엄격한 평가를 거친 가이드라인에 침술이 추천된 것 또한 반가우면서도 의외였어요. 지금은 100세 시대이기 때문에 부작용 없이 장기간 이용할 수 있는 치료가 매우 중요합니다.

효과와 부작용 측면을 모두 고려할 때 침치료는 미국류마티스학회도 추천할 만한 무릎관절염 치료법입니다. 50대부터 시작되는 무릎통증을 장기적으로 바라보고 적절한 방법을 선택해 건강하게 관리하기 바랍니다.

〈미국류마티스학회에서 권장하는 치료〉

〈미국류마티스학회에서 권장하지 않는 치료〉

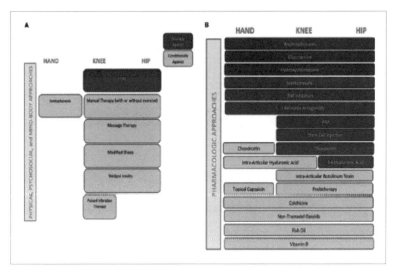

무릎관절염 치료의
대표주자가 될 도침치료

무릎관절염 치료에는 '치료공백기'라는 말이 있습니다. 무슨 말이냐 하면 주사요법 등이 효과를 발휘하는 초기 무릎관절염과 인공관절 치환술 등 수술을 해야 하는 말기의 무릎관절염 사이에 적절한 치료법이 없다는 뜻입니다.

이 치료공백기를 메우기에 아주 적절하고 효과적인 치료법이 바로 도침치료입니다. 초기 무릎관절염의 통증은 염증이 원인이지만 중기부터는 유착이 원인인 경우가 많습니다. 도침은 이러한 유착을 치료하는 데 매우 적합한 도구이지요. 도침치료로 유착을 해결하면 무릎관절에 가해지는 부적절한 힘이 제거돼 관절이 심하게 퇴행하는 것을 방지할 수 있습니다. 즉 도침을 활용한 적극적 유착치료로 수술이 필요한 말기까지 진행되는 것을 막게 됩니다.

무릎관절염의 도침치료 효과는 이미 연구를 통해 확인됐습니다. 2008년 발표된 〈오지체표정위법(五指體表正位法)을 이용한 퇴행성 슬관절염의 침도침 치료에 관한 연구〉에 의하면 12명의 무릎관절염 환자에게 도침치료를 실시한 결과 10명에게서 유의미한 효과가 있었습니다. 한의학에서 널리 행해지는 전기치료와 도침치료의 효과를 비교한 논문들도 있었는데, 대부분의 경우 도침치료가 일반적 침치료인 전기치료에 비해 통증과 기능 개선 효과가 있다고 보고했습니다. 앞에서도 말했듯 중국에서는 침도요법(도침요법)과 히알루론산주사 치료를 병행한 경우 히알루론산주사 단독투여보다 효과가 좋았다는 연구결과도 있었습니다. 이처럼 도침치료 효과가 일관되게 보고되고 있는 점은 매우 고무적입니다. 앞으로 도침치료에 대한 연구가 활발히 진행되고 기존의 다양한 치료법과 함께 환자가 적극적으로 도침치료를 선택, 이용한다면 퇴행성무릎관절염 치료에 큰 도움이 될 것입니다.

무릎관절염을 치료하는 도침 포인트
① 대둔근과 중둔근

대둔근과 중둔근은 엉덩이 근육입니다. 대둔근과 중둔근의 힘이 떨어지면 허벅지 근육에 과부하가 걸리면서 슬개골이 앞으로 빠지고, 이것이 앞무릎통증을 유발해서 무릎이 불안정해지면 연골이 빨리 마모됩니다. 젊은 여성 10명 중 1명은 계단을 내려올 때 앞무릎에 통증을 느끼는데, 많은 경우 이는 엉덩이 근육이 약한 것이 원인일 수 있습니다. 엉덩이 근육이 약화되거나 또는 딱딱하게 굳어서 제 기능을 못하게 되면 무릎에 통증

〈대둔근과 중둔근〉

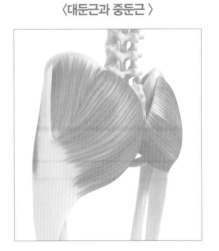

이 나타나기 때문에 무릎관절염 치료와 관리 시 반드시 고려해야 하는 근육입니다. 특히 무릎관절염 외에도 고관절 문제 등으로 엉덩이 근육에 유착이 발생하는 경우 도침치료를 해주면 효과가 좋습니다.

② 햄스트링

〈햄스트링〉

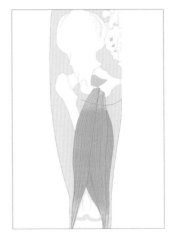

햄스트링은 허벅지 뒤를 둘러싸고 있는 근육으로 무릎 내측을 감싸며 정강이뼈 측면에 부착됩니다. 무릎 관절의 후면에서 여러 역할을 담당할 뿐 아니라 무릎의 내측을 감싸 무릎 안정성에 기여하는 근육입니다. 햄스트링에 과부하가 걸리면 '거위발활액낭염'이라 불리는 햄스트링 부착부에

척추·관절 도침치료가 정답이다

염증과 통증이 발생합니다. 특히 햄스트링의 과도한 유착과 딱딱해지는 현상은 정강이뼈의 내회전을 유발해 무릎관절염을 악화시키기 때문에 햄스트링에 대한 도침치료가 필요합니다.

③ 대퇴사두근

대퇴사두근 중 내측광근은 무릎관절에서 매우 중요한 슬개골의 '도르래' 역할에 직접 관여합니다. 내측광근이 튼튼하지 않으면 슬개골은 무릎이 움직일 때 바깥쪽으로 빠지면서 슬개골연골연화증을 비롯한 다양한 무릎질환을 유발합니다. 무릎관절의 여러 근육 중 가장 중요한 근육 하나를 꼽으라면 단언 대퇴사두근 내측광근이라 할 수 있습니다. 우리가 무릎에 좋은 운동이라고 알고 있는 대부분은 이 대퇴사두근 내측광근을 강화하는 동작들입니다. 이처럼 무릎관절의 움직임에 중요한 역할을 하는 대퇴사두근에 유착이 있을 경우 도침치료로 관절의 움직임을 회복시키고 역학적 안정성도 만들어가는 것이 좋습니다.

〈대퇴사두근〉

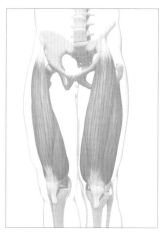

④ 대퇴근막장근

무릎 외측에 위치한 근육입니다. 사실 무릎관절염은 주로 무릎 내

측에 발생하기 때문에 그동안
은 소홀히 여겼던 근육이지요.
하지만 최근 적극적인 스포츠
활동으로 인해 대퇴근막장근
손상이 늘어나고, 이는 무릎관
절의 불안정성을 유발해 관절
염을 가속화시키고 있습니다.
요즘 더욱 대퇴근막장근의 중
요성이 부각되는 이유입니다.

〈대퇴근막장근〉

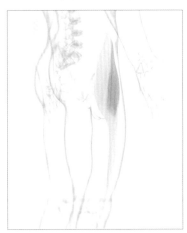

⑤ 비복근

비복근은 무릎 뒤쪽을 감싸고 있는 근육입니다. 전 세계에서 우리
나라와 일본만 좌식생활을 합니다. 좌식생활은 쪼그려 앉았다 일어
나는 동작이 많은데, 이러한 움
직임 때문에 무릎에는 과굴곡
현상이 나타납니다. 무릎이 과
굴곡되면 굴곡과 동시에 무릎
에서 회전이 일어나고 이로 인
해 뒤쪽의 근육인 비복근에 무
리가 갑니다. 쪼그려 앉는 자세
가 잦을수록 비복근 손상이 많
으며 비복근이 손상되면 쪼그

〈비복근〉

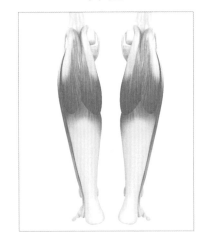

려 앉기가 힘들어집니다. 이처럼 비복근은 쪼그려 앉기 같은 특수한 무릎동작에 관여할 뿐 아니라 무릎 뒤쪽을 감싸 무릎관절을 더욱 안정적으로 만드는 데 기여하기 때문에 놓치지 않고 치료해야 할 근육입니다.

⑥ 내측측부인대와 외측측부인대

무릎관절염이 잘 발생하는 무릎 내측에는 내측측부인대가, 무릎 외측에는 외측측부인대가 있습니다. 보통은 나이가 들면서 관절 변형으로 인해 내측측부인대에 누적된 손상이 내측통증을 발생시키거나, 급격한 스포츠 활동으로 인해 외측측부인대에 손상과 통증을 발생시킵니다. 이 중 내측측부인대는 무릎관절에서 매우 중요한 반월상연골판의 내측과 연결돼 있어 반월상연골판 손상 시 함께 손상되는 인대입니다. 도침치료에서 가장 중요한 인대와 근육을 꼽으라면 단

〈내측측부인대와 외측측부인대〉

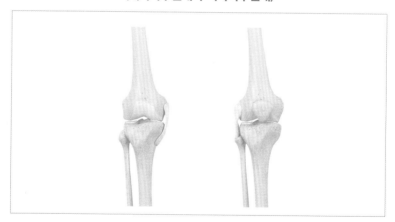

연 내측측부인대입니다. 무릎 내측 통증의 상당수가 내측측부인대로 인한 경우이므로 통증이 발생하면 주의를 기울여 제때 잘 치료해야 합니다.

⑦ 슬개인대

슬개인대는 무릎 앞쪽에 있습니다. 그리고 슬개골은 도르래 역할을 통해 무릎관절이 효율적으로 움직이도록 하는 매우 중요한 구조물입니다. 슬개인대는 슬개골이 도르래 역할을 잘할 수 있도록 도와줍니다. 슬개인대와 슬개골이 각자 자기 역할을 잘 수행해야 무릎에 더해지는 하중을 줄이고 무릎이 퇴행하는 속도도 늦출 수 있지요. 슬개인대에 문제가 생기면 적극적으로 얼른 치료해야 하는 이유입니다.

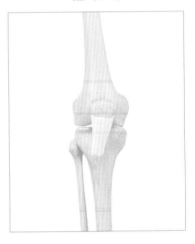

〈슬개인대〉

척추·관절 도침치료가 정답이다

무릎관절 각도를
개선하세요

무릎연골이 마모되고 관절의 퇴행이 일어나는 것은 무릎이 체중을 지탱하기 때문입니다. 무릎의 변형으로 중력 선이 무릎을 똑바로 지나가는 것이 아니라 무릎 안쪽을 지나가게 되는 것을 '내반'이라고 합니다. 오다리가 바로 내반이며 퇴행성무릎관절염 대부분이 여기에 해당합니다. 무릎관절에 내반이 생기면 무릎의 굴곡-신전 과정에서 관절에 가해지는 힘이 더욱 커져 관절이 빠르게 퇴행합니다. 무릎의 굴곡-신전 과정에서 '나사회전운동'이라 불리는 뼈들의 회전운동이 일어나는데 뼈들이 회전하면서 비틀리는 힘이 커지니 연골의 마모도 당연히 빨라집니다. 무릎관절의 퇴행을 막고 재생이 어려운 무릎연골을 보호하기 위해서는 관절의 각도를 개선하는 것이 가장 중요하다고 해도 과언이 아닙니다.

많은 의사들이 이미 진행된 퇴행성무릎관절염 치료에 3가지가 중요하다고 공통적으로 언급하고 있습니다.

첫 번째는 무릎관절의 각도를 개선하는 것, 두 번째는 연골 재생 등 연골을 치료하는 것, 세 번째는 무릎관절에서 쿠션 역할을 하는 반월상연골판을 치료하는 것입니다. 이 중에서도 무릎관절의 각도 개선이 무릎관절염의 성공적 관리와 치료에 가장 중요한 요소라 할 수 있습니다.

현재 많은 병원에서 시행하는 뼈를 깎고 나사를 박는 절골술의 목표도 결국 무릎관절의 각도를 개선해 더 이상의 퇴행을 막는 데 있습니다. 하지만 절골술은 뼈를 골절시켜 벌리고 특수장치로 고정해야 하기 때문에 환자의 부담이 크고 재활까지 시간이 많이 걸리는 수술입니다. 재활에 시간이 많이 걸리다 보니 그 기간 동안 관절운동을 하기 힘들어 오히려 퇴행이 심해지기도 합니다. 따라서 절골술까지 실시할 정도로 무릎이 많이 변형되기 전에 작은 변형 때부터 적극적으로 무릎관절을 바르게 할 수 있는 방법이 필요합니다. 절골술처럼 일시에 뼈를 바로 세울 수는 없지만, 도침치료와 견인치료, 추나치료를 이용하면 변형이 아직 심하지 않은 관절의 경우 천천히 각도를 회복할 수 있습니다. 이는 매우 안전하면서도 효과적이고 사회적 비용 또한 줄일 수 있는 획기적 치료법입니다. 앞으로도 도침요법 등을 활용한 무릎관절 각도 개선을 지속적으로 연구할 것입니다.

무릎관절의 각도 개선을 위해서는 2가지를 고려해야 합니다.

첫 번째는 좌우로 벌어진, 즉 오다리라 불리는 내반슬의 각도를 교정하는 것, 두 번째는 무릎이 잘 구부러지고 펴지도록 굴곡-신전을 개선해주는 것입니다.

2014년 스탠포드 대학교 연구진이 무릎연골의 변화를 5년 동안 관찰하고 발표한 논문에 따르면 기존에 알려진 내반슬변형뿐 아니라 굴곡-신전의 장애 또한 연골 마모와 관절 퇴행에 영향을 주었다고 했습니다. 그동안은 좌우로 벌어진 무릎관절을 바듯이 하는 데 치료와 연구가 집중됐습니다. 하지만 위의 논문에 따르면 기존의 좌우변형 외에도 잘 구부러지지 않는 무릎관절을 치료하는 것이 연골 보호에 매우 중요합니다.

도침요법은 잘 구부러지지 않는 무릎관절을 치료하는 데에도 장점을 발휘합니다. 도침은 무릎관절을 둘러싸고 있는 전후좌우의 모든 근육과 인대를 풀어주는 것이 가능하며 도침치료 이후 견인치료와 추나치료를 병행해 관절의 굴곡변형을 더욱 효과적으로 개선시킬 수 있습니다. 실제 임상을 해보면 엎드린 상태에서 무릎을 구부렸을 때 무릎이 잘 구부러져서 발끝이 엉덩이와 가까울수록 치료가 잘되고, 반면에 무릎이 잘 구부러지지 않으면 통증도 심하고 치료도 어려웠습니다. 또한 도침치료와 견인치료, 추나치료를 통해 무릎관절의 각도를 조금만 고쳐도 통증이 상당히 줄어드는 것을 확인할 수 있었습니다. 더욱 중요한 점은 무릎관절 각도가 개선되면 통증이 호전될 뿐 아니라 연골 마모와 관절 퇴행 속도가 늦춰져 인공관절수술을 예방할 수 있다는 것입니다. 운동 외에는 딱히 무릎관절을 관리할 방법을 찾지 못하고 있는 상황에서 도침치료와 견인치료, 추나치료를 병행하는 것은 전후좌우로 무릎이 변형된 많은 환자분들에게 매우 효과적인 무릎관절 관리방안이 될 것이라 확신합니다.

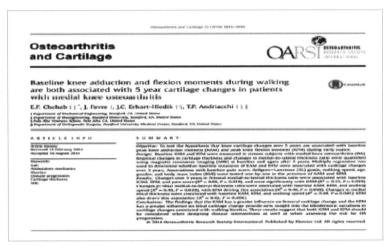

무릎의 좌우변형뿐 아니라 굴곡구축 또한 연골 마모에 영향을 준다는 논문.

거울을 보고 발목을 붙였을 때
양쪽 무릎이 벌어졌는가?

누워서 다리를 쭉 폈을 때
오금이 땅에 닿는가?

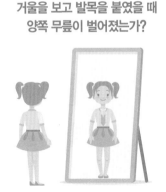

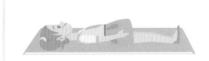

좌우변형과 굴곡변형이 본인의 무릎에 나타났는가 확인해보자. 연골 마모와 무릎관절의 퇴행을 막고 건강한 무릎을 지키기 위해서는 이러한 변형을 해결하는 것이 좋다.

무릎관절염의 퇴행을 막는 데
골밀도 강화는 매우 중요합니다

유착의 해결, 관절변형의 해결과 방지 외에도 무릎관절 치료에서는 골밀도 강화가 매우 중요합니다. 토끼를 대상으로 한 연구결과 골밀도가 나쁘면 연골 마모도 심각해지고 반대로 연골 손상이 심하면 골밀도도 취약해진다고 합니다. 사람 또한 마찬가지입니다. 골밀도가 나쁘다는 것은 뼈의 상태가 좋지 못하다는 의미이며, 뼈의 상태가 좋지 못하면 뼈를 통해 영양을 공급받는 연골 또한 나쁜 영향을 받습니다. 뼈를 보호해주는 완충작용을 하는 연골의 상태가 좋지 못하면 뼈에 가해지는 충격 또한 크게 됩니다. 마치 이와 잇몸의 관계처럼 연골과 뼈는 매우 밀접한 관련성을 갖습니다.

무릎관절염과 뼈, 무릎관절염과 골다공증에 관해서는 여러 연구가 있어 간략히 소개하고자 합니다. 갱년기 이후 무릎관절염 환자를 대상으로 소변검사를 통해 골파괴인자를 검출, 연구했는데 그 결과 진행성 무릎관절염에서는 골다공증과 마찬가지로 골파괴인자가 증가해 있었습니다. 반면 비진행성 무릎관절염에서는 골파괴인자의 증가가 보이지 않았습니다. 여기에서 무릎관절염이 진행되면 골파괴도 함께 진행됨을 확인할 수 있습니다.

무릎관절염과 골다공증의 연관관계를 조사한 또 다른 연구가 있습니다. 가톨릭 대학교 서울성모병원 박주현, 의정부성모병원 김여형 (재활의학과) 교수팀은 국민건강영양조사 결과에 기반해 50세 이상 남성 2491명, 여성 3302명, 총 5793명을 대상으로 시행한 골밀도 검사 및 무릎 X-ray를 분석했습니다. 골다공증과 무릎 골관절염에 영향을 미칠 수 있는 나이, 비만, 음주, 흡연, 활동량 및 동반 질환 등을 고려해 분석한 결과 무릎관절염의 중증도가 올라갈수록 골밀도가 떨어졌습니다. 이러한 결과를 통해 중증 무릎관절염으로 진행될수록 골밀도와 관련이 깊어지는 것을 확인할 수 있습니다.

연구에 따르면 뼈의 상태와 무릎관절염의 진행은 매우 밀접한 관련이 있어 보입니다. 실제 환자를 치료해보면 여성들이 남성들에 비해 무릎통증과 무릎관절염이 심한 경우가 많은데 이는 남성이 대체로 근육량이 많기도 하지만, 여성들의 골밀도가 갱년기 이후 급격히 감소하는 것과 연관이 깊지 않을까 생각합니다. 최근 들어 무릎관절염에 도움이 된다는 건강식품들이 다수 출시되고 있습니다. 성분을 보면 한약재가 들어 있는 경우가 많은데 특히 뼈를 튼튼하게 하는 것으로 알려진 약재가 다수 포함돼 있습니다.

저 또한 무릎관절염뿐 아니라 허리협착증, 그 외의 다양한 근골격계질환까지 뼈를 강화시켜주는 것이 중요하다고 생각해 다양한 방법을 연구했습니다. 앞서 허리협착증 치료에서도 언급했듯 우연한 기회에 한 선배님을 통해 골다공증에 특효가 있는 처방을 전수받았습니다. 전수받은 처방을 고령의 환자들에게 씨보니 놀랍게도 골밀도가 개선되는 것을 일관되게 확인할 수 있었습니다. 그와 동시에 무릎관절염 증상이나 척추관절의 여러 통증 또한 완화됐습니다. 현재 저는 이 처방을 마디환이라 이름 붙이고 골다공증 및 무릎관절염 환자에게 활발히 처방해 좋은 효과를 내고 있습니다. 이후 귀중한 마디환을 체계적으로 연구해 국내 무릎관절염 극복을 돕고 세계시장에도 수출해보고자 합니다.

《동의보감》이 추천하는 무릎관절염에 좋은 음식

《동의보감》 및 《동의보감》 관련서적에 보면 무릎관절염에 좋은 식품과 약재들이 많습니다. 그중 타당성이 있고 쉽게 섭취 가능한 식품과 약재들을 소개하도록 하겠습니다.

첫 번째, 생선입니다. 생선에 포함된 고단백질은 연골을 보호하는 효과가 있고, 생선에 풍부한 오메가3는 세포의 노화를 막고 염증을 줄여주기 때문에 무릎통증 개선에 효과가 있다고 알려져 있습니다.

두 번째, 두부입니다. 두부는 칼슘과 이소플라본이라는 물질을 포함하고 있는데 뼈 건강에 긍정적 영향을 미칩니다.

관절염에 빼놓을 수 없는 또 한 가지 식품은 바로 멸치입니다. 멸치에는 천연 칼슘이 풍부해 뼈를 튼튼하게 합니다. 또한 관절의 염증 예방을 돕고 콜레스테롤을 낮추는 효과도 있습니다.

무릎관절염에 좋은 약재와 복용법

① 독활

관절이 여기저기서 다발성으로 염증을 일으켜 통증이 있거나 환부가 퉁퉁 부은 경우 독활이라는 약재를 씁니다. 독활은 어수리 뿌리로 근육이 오그라드는 것을 치료합니다. 독활 100g에 소주 1.8L를 붓고 2~3주 동안 보관했다가 소주잔으로 한 잔씩 마십니다.

② 율무

율무는 《동의보감》에서 열과 풍으로 근맥이 오그라들어 땅기는 것을 치료한다고 했습니다. 노인이나 허약자가 무릎통증이 있을 때 율무를 먹으면 소염진통 작용과 동시에 영양가가 높아 체력까지 증진시켜줍니다. 율무를 씻어 물기를 뺀 후 프라이팬에 볶아 1일 20g씩을 물 500㎖에 넣고 물이 반으로 줄 때까지 끓인 다음 하룻동안 나누어 마십니다.

③ 모과

《동의보감》에서는 모과죽이 다리와 무릎의 힘줄이 땅기면서 아픈 것을 치료한다고 했습니다. 모과는 근육을 좋게 하고 근골을 강하게 해주는 약재입니다. 퇴행성무릎관절염 역시 무릎관절을 이루는 근육과 관련한 병이기 때문에 모과가 도움이 됩니다. 모과를 황설탕에 재운 후 온수 1컵에 3~4스푼을 타서 마시거나 모과를 뜨거운 물에 넣어 입욕제로 활용합니다.

④ 오가피

오가피는 근육과 뼈를 튼튼하게 해줍니다. 《동의보감》에서는 달여 먹거나 술을 빚어 먹으라고 했습니다.

⑤ 복분자

복분자는 힘이 나게 하고 힘을 배가시켜준다고 했습니다. 무릎관절염이 기력이 저하된 노인들에게 다발하는 질환임을 고려할 때 복분자는 무릎관절염뿐 아니라 노화에 따라 나타나는 다양한 질환을 치료하는 데도 도움이 됩니다.

⑥ 우슬

우슬은 다리와 무릎이 아프고 여위고 약해져 굽혔다 폈다 하지 못하는 것을 치료한다고 했습니다. 달여서 차로 마시거나 술을 담가 마시거나 환으로 먹는 것 모두 좋습니다. 《동의보감》에서는 허리나 다릿병에 우슬을 꼭 사용했다고 할 정도로 효과가 좋은 약재입니다.

무릎관절염에
좋은 운동

무릎관절염 치료를 위한 운동원칙은 무릎 주변의 근육과 인대를 강화해 무릎 내부의 활액낭과 연골에 가해지는 부담을 최소화하는 것입니다. 또한 무릎뿐만 아니라 무릎관절 부하에 영향을 주는 발목과 고관절 등 연관관절에 대한 운동을 병행하는 것도 원칙에 추가합니다.

① 발목관절 가동 운동

발목관절이 딱딱하게 굳어 있으면 무릎관절에 악영향을 줍니다. 실제 무릎관절염 환자를 진료해보면 양 무릎 중 아픈 쪽 무릎의 발목관절이 딱딱한 경우가 많습니다. 이때 딱딱한 발목관절을 360° 돌리면서 풀어주면 무릎관절에 가해지는 부담이 훨씬 줄어듭니다.

② 고관절 운동 및 내전근 강화 운동

고관절과 내전근을 강화시킬 수 있는 가장 간단한 운동은 무릎모으기입니다. 의자에 앉아 무릎을 굽힌 상태에서 양 무릎 사이에 베개나 탱탱볼 같은 물건을 끼우고 발을 발등으로 굽힌 다음 두 다리를 안쪽으로 모아주는 느낌으로 당기면서 무릎을 폅니다. 이 동작은 고관절을 강화시키고 허벅지뼈 안쪽 내측광근(허벅지 앞근육의 안쪽 근육)과 내전근도 강화시켜줍니다.

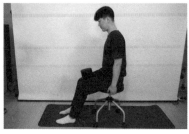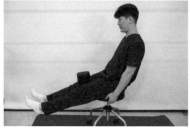

③ 슬개골 가동 운동

슬개골은 무릎관절의 역학적 효율을 높이는 매우 중요한 뼈입니다. 슬개골이 잘 움직이지 않으면 통증이 발생할 뿐 아니라 연골 마모도 빨라집니다. 따라서 슬개골이 상하좌우로 잘 움직이도록 해주는 운동이 필요합니다. 손으로 슬개골을 밀어 위에서 아래로 1~2분 쭉 내려주고, 다시 아래에서 위로 1~2분 쭉 올려줍니다. 마찬가지로 좌에서 우로, 우에서 좌로 1~2분씩 밀어줍니다.

척추·관절 도침치료가 정답이다

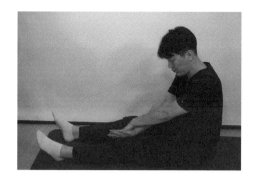

④ 무릎관절 전방, 후방, 내전, 외전 근육 강화 운동

무릎관절을 360°로 둘러싸고 있는 전방, 후방, 내전, 외전 근육을 강화시켜줍니다. 이를 통해 관절변형을 최소화할 뿐 아니라, 근육들이 튼튼하게 받쳐주게 돼 무릎 내부에 가해지는 압력도 줄일 수 있습니다.

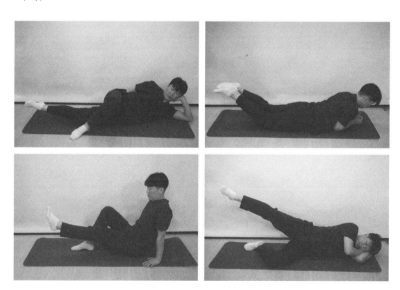

⑤ 자전거 타기 운동

자전거 타기는 무릎을 효과적으로 강화시켜주는 운동입니다. 다만 자전거를 탈 때 무릎이 너무 굽혀지지 않도록 앉는 위치와 페달의 조절이 필요합니다.

⑥ 옆으로 계단 운동

계단 측면에 서서 운동할 다리만 계단 1칸 위에 올립니다. 위에 올린 다리를 펴면서 천천히 몸을 들어 올린 뒤 서서히 내립니다. 3회 반복을 1세트로 해서 10세트부터 실력에 따라 15세트, 20세트까지 늘리며 허벅지에 힘이 들어가는지 확인합니다.

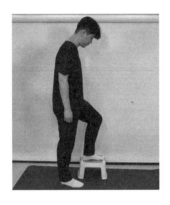

⑦ 앞으로 계단 운동

계단을 앞에 두고 하는 운동으로 옆으로 계단 운동과 과정은 유사합니다. 운동하는 발로 몸을 들어 올릴 때 반대쪽 발이 땅에 닿지 않도록 합니다.

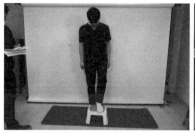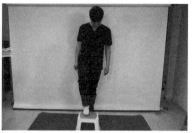

⑧ 뒤꿈치 들기 운동

시타이나 채상을 마주 보면
서 까치발을 들어 1초간 정지한
후 전전히 시작점으로 돌아옵
니다. 실력이 향상되면 반복 횟
수를 늘리거나 한 발씩 하는 방
법으로 운동강도를 높입니다.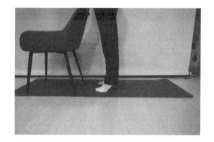

⑨ 의자에 앉아 걷기 운동

바퀴 달린 의자에 앉아 뒤꿈치로 가능한 한 먼 곳이 닿도록 해 이동
합니다. 몸을 천천히 뒤꿈치 쪽으로 끌어당기고 연이어 반대쪽 발을
뻗어 이동합니다. 운동 중에 무
릎이 90° 이상 굽어지지 않도록
주의해야 합니다.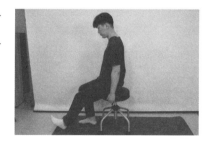

쉬어 가기 운동을 꾸준히 실천하기 위한 팁

여러 연구에 따르면 퇴행성무릎관절염 환자가 지속적으로 운동을 할 경우 통증이 완화되고 기능이 향상되기 때문에 이런 환자에게는 운동이 꼭 필요하다. 하지만 2005년 보건복지부에서 발표한 연구에 따르면 운동이 주는 효과에도 불구하고 국내 노인들의 운동 실천율은 매우 떨어지는 것으로 나타났다. 연구에 따르면 60~69세는 운동 실천율이 21.7%, 70세 이상은 12.1%에 불과하다고 했다. 결국 중요한 것은 운동을 지속적으로 실천할 수 있는가이다.

필자는 여러 연구들을 종합하고 직접 무릎관절염 환자들에게 적용해본 결과 다음 3가지가 지속적 운동 실천을 위해 필요하다고 보았다.

첫 번째, 동기부여이다. 이를 한 연구에서는 자기효능감이라고 했다. 즉 스스로에 대한 자존감을 가지고 보다 더 건강하고 적극적인 역할을 하기 위해 운동을 꼭 해야 한다는 동기부여가 무엇보다도 필요하다. 동기부여는 구체적일수록 좋다. 예를 들면 "연말에 가족과 제주도에 가는데 그때 두 발로 열심히 걷겠다.", "친구들과 여행 가는데 뒤처지지 않고 걷겠다." 같은 것이다.

두 번째, 사회적 지지이다. 무릎관절염이 다발하는 고령이 되면 신체적 노화에 따른 우울감 등이 나타나기 쉽다. 운동을 중단하게 만드는 부정적 요인인 우울감 등을 극복하고 지속적으로 운동하기 위해서는 주변에서 운동을 격려해주는 사회적 지지가 필요하다. 이를 위해서는 가족의 지지와 응원도 필요하지만 그에 못지않게 함께 운동하는 친구를 만드는 것도 매우 중요하다. 함께 가면 멀리 간다는 말처럼 외로운 운동에 좋은 동반자가 있으면 보다 오랫동안 운동을 지속할 수 있을 것이다. 동네에서 함께 운동하는 친구를 만들어도 좋고, 수영 등 운동 프로그램에 참가해 친구를 만들어도 좋다.

세 번째, 현명한 통증관리이다. 무릎통증이 심하지 않아야 지속적 운동도 가능하다. 따라서 운동을 중단할 만한 통증이 생기지 않도록, 통증이 나타나면 빠르게 해결하고 운동에 복귀할 수 있도록 통증을 관리하는 것이 필요하다. 구체적으로는 일상에서 안 좋은 습관 바꾸기, 가까운 곳에 지속적으로 의지할 수 있는 병의원이나 한의원 한 곳 정하기도 좋다. 후자의 경우 나의 무릎 상태를 가장 잘 이해하고 지속적으로 관리해줄 곳을 정해두고 무릎 주치의로 활용하는 것이다. 무릎관절염을 획기적으로 개선할 수 있는 방법이 아직은 부족한 상황에서 이처럼 무릎 주치의가 생기면 시술이나 수술 등에 대해서도 함께 상의하고 결정할 수 있어 여러모로 도움이 된다.

무릎관절염을 도침으로
치료한 50대 여성

55세 여성인 김○○ 님은 무릎통증으로 인해 물리치료를 2년 가까이 받았습니다. 최근 들어 휜 다리의 증상이 더욱 심해지고 물리치료만으로는 호전이 되지 않아 본원을 찾았습니다. 본원에서 도침치료를 3회 받고 난 후 무릎관절염의 기능을 종합적으로 파악할 수 있는 WOMAC가 51점에서 17점으로 급격히 호전됐습니다. 물론 무릎통증도 거의 소실됐습니다. 50대 정도의 비교적 젊은 무릎통증 환자들은 도침치료를 받으면 꽤 빠른 호전효과를 볼 수 있습니다.

WOMAC이란?

The Western Ontario and McMaster Universities Osteoarthritis Index의 줄임말. 세계적으로 널리 쓰이는 퇴행성무릎관절염에 대한 평가 설문입니다. 캐나다 맥마스터 대학교에서 만든 설문지이며, 우리나라 환자의 무릎관절에 맞게 설문 문항을 약간 변형했습니다. 설문 문항을 통해 통증, 무릎 강직 정도, 신체활동의 원활함을 평가합니다. 통증 5문항, 강직도 2문항, 무릎관절 관련 신체활동 17문항으로 구성돼 있습니다. 점수가 작을수록 무릎통증이 적고 움직임이 원활하다는, 즉 건강한 무릎이라는 뜻입니다.

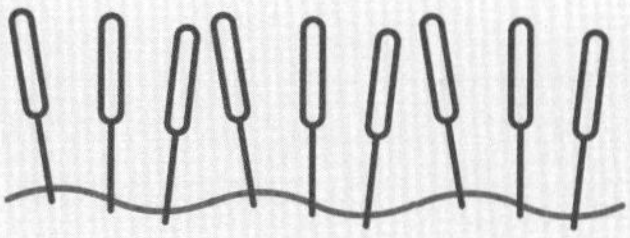

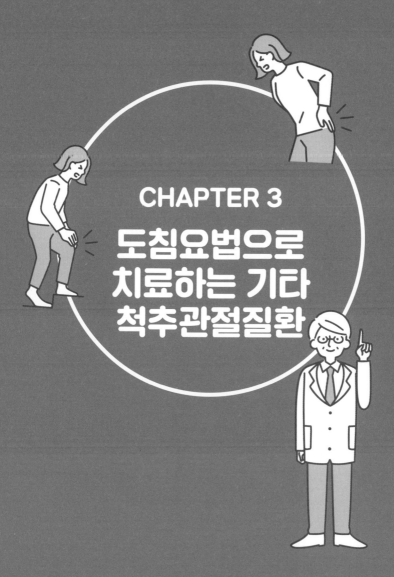

CHAPTER 3

도침요법으로
치료하는 기타
척추관절질환

1

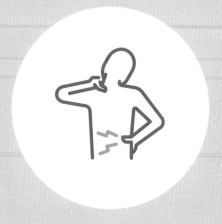

원인도 부위도 다양한 허리 통증

젊을 때부터 나타나는
만성허리통증

    한의원에서 척추관절질환 환자들을 진료하다 보면 허리통증을 호소하는 경우가 가장 많습니다. 다행히 허리통증은 도침으로 치료가 매우 잘되는 증상입니다. 허리통증은 다양한 양상으로 나타나는데 대부분 디스크 또는 후관절과 연관이 있습니다.

    먼저 허리통증이 디스크와 연관 있는 경우입니다. 환자가 진료실에 들어올 때의 모습을 보면 디스크탈출 상태가 어느 정도일 것 같다는 예상이 가능합니다. 반듯하게 걸어와서 허리통증이 심하다고 호소하는 환자는 아직 디스크가 탈출하지 않고 압력만 높아진 경우에 해당합니다. 왼쪽이나 오른쪽으로 몸이 기울어져 매우 고통스러워 보이는 환자는 디스크가 왼쪽 혹은 오른쪽으로 약간 탈출한 경우에 해당하고, 다리저림이 분명한 환자는 디스크가 탈출해 신경을 압박하고 염증이 생긴 경우에 해당합니다. 디스크탈출 정도가 너무 심해서 마비와 대소변장애가 발생한 경우는 응급상황에 해당하므로 곧장 수술이 필요하지만 대부분의 디스크 관련 허리통증 환자는 도침으로 치료가 가능합니다.

이번에는 허리통증이 후관절과 연관된 경우입니다. 아침에 유독 허리가 뻣뻣하다가 움직이면 조금씩 나아지는 허리통증이 있다면 이것은 디스크 후방에 위치한 후관절에 문제가 생겼음을 의미합니다. 후관절은 겹겹이 포개진 척추관절돌기가 맞닿는 곳으로 척추의 구부림과 회전이 원활하도록 윤활액을 분비하는 기능을 합니다. 만약 벽돌이 겹겹이 쌓여 있는데 그중 어느 하나가 빠지면 전체의 균형이 깨지고 불안정해지는 것처럼 후관절이 척추의 어느 한 곳에서 빠져 있으면 허리가 기둥으로서 제 역할을 하지 못하게 됩니다. 이처럼 후관절에 문제가 생겼을 경우, 아침에 일어났을 때는 허리통증이 심한데 움직이다 보면 점점 근육에 힘이 생겨 낮동안에는 허리통증이 줄어들게 됩니다. 문제는 후관절이 원인인 허리통증은 보통의 방법으로 잘 치료되지 않아 만성화되는 경우가 많습니다.

디스크는 통증의 본질이 염증이기 때문에 염증을 치료하는 일반적 치료(예를 들면 주사요법 등)로 잘 낫지만 후관절이 원인인 경우는 통증의 본질이 염증보다는 '뼈의 틀어짐'이기 때문에 일반적인 염증 치료로는 쉽게 낫지 않습니다. 허리가 아파서 병원에 갔더니 X-ray, MRI

를 찍어보고 결과에 이상이 없다고 하는데도 은근한 허리통증이 지속된다면 후관절이 원인일 수 있습니다.

도침치료가 만족스러울 정도로 효과를 보이는 대표적 질환이 바로 이 후관절로 인한 허리통증입니다. 기존의 다른 치료들로 좀처럼 해결되지 않던 통증이 도침치료 이후 사라지고 개운해지는 경우가 많습니다.

현대인들은 오랫동안 의자에 앉아 일하는 경우가 많지요. 이런 자세가 지속되면 허리 후면부의 근육이 약해져 후관절이 쉽게 틀어지게 되어 만성허리통증이 나타납니다. 만일 디스크는 아닌데 허리통증이 지속된다면 후관절 틀어짐을 의심하고 도침치료를 받아볼 것을 권합니다.

디스크나 후관절 문제 외에 허리통증을 발생시키는 원인은 몇 가지가 더 있습니다. 그중 하나가 '극간인대'로, 허리 중심부의 매우 좁은 범위에서 허리통증을 느끼게 됩니다. 특히 움직임이 빈번한 아래쪽 허리에서 통증이 많이 발생합니다. 이때 극간인대에 도침요법을 쓰면 허리통증이 매우 효과적으로 치료됩니다. 또 하나, 근육과 인대에 의해 척추신경이 눌릴 때도 허리통증이 발생합니다. 흔한 경우는 아니지만 이때는 통증이 매우 극심합니다. 디스크성 허리통증은 구부리면 심해지는 반면 척추신경이 눌린 경우는 허리를 구부리면 편해집니다. 이러한 특성으로 척추신경이 눌린 환자는 구부정하고 엉거

주춤한 자세를 취하게 됩니다. 척추신경 눌림은 12번째 등뼈와 첫 번째 허리뼈 사이에서 빈번하게 발생합니다. 이 역시 도침요법이 즉각적 치료효과를 발휘합니다.

이 밖에도 허리통증을 발생시키는 원인은 여러 가지가 더 있습니다만 대략적으로 나누자면 위에 언급한 경우에 대부분 해당됩니다. 다행히 증상에 딱 맞는 적절한 치료법을 얼른 만나 금세 통증이 해결되기도 하지만, 적절한 치료 시기를 놓치고 치료법을 제대로 찾지 못할 경우 허리의 퇴행은 점차 빨라지고 심한 디스크나 협착증으로 진행될 수 있습니다. 많은 분들이 허리통증과 디스크, 허리협착증을 각각 다른 병이라 생각하는데 저의 의견은 그렇지 않습니다. 허리는 태어나서 유아-아동-청소년-성인-노인으로 나이를 먹어가며 점차 퇴행하는데, 같은 허리에 퇴행 정도에 따라 다른 형태로 증상이 나타나는 것일 뿐 '본질'은 같은 데서 출발한 비슷한 질환이라는 사실입니다. 따라서 치료약이나 치료방법 또한 크게 다르지 않다고 생각하며, 허리통증을 잘 치료하는 의사는 디스크나 허리협착증 역시도 잘 치료할 것입니다. 운동 측면에서도 허리통증에 좋은 운동, 디스크에 좋은 운동, 허리협착증에 좋은 운동이 서로 다르지 않습니다.

만일 평소 허리에 통증을 느낀 적이 있거나 계속적으로 느끼고 있다면 디스크와 허리협착증으로 발전하지 않도록 관리가 필요합니다. 평소 허리를 잘 보호하는 방법으로 짚어봐야 할 요소 중 첫 번째는 '의자에 앉은 자세'입니다. 오랜 시간 앉아서 일하는 현대인들에게 무엇보다 점검이 필요한 부분이지요. 의자에 앉을 때는 허리를 꼿꼿이 세우도록 합니다. 이렇게 앉으면 허리뼈가 'C'자 형태가 되는 전만 상태가 유지되는데, 이 상태가 가장 이상적인 자세입니다. 최근 의자에 올려놓고 그 위에 앉아 허리전만 상태를 유지시키는 보조기구가 선풍적 인기를 끌고 있습니다. 이런 보조기구를 잘 사용하면 허리통증이 디스크와 허리협착증으로 발전하는 것을 막을 수 있습니다. 의자에 앉을 때마다 의식적으로 허리를 세우고 앉는 것이 어렵다면 보조기구를 사용할 것을 권합니다.

두 번째는 '앉아 있을 때 다리 모으기'입니다. 보통 의자에 편하게 앉아 있다 보면 다리가 벌어지게 됩니다. 다리를 벌리고 앉으면 자연스레 허리 뒷부분의 근육이 이완되고 허리가 동그랗게 뒤로 말리며 굽게 됩니다. 이는 지속적으로 허리의 약화를 가져와서 디스크와 허리협착증으로 발전하게 됩니다. 의사로서 지하철에서 앉은 자세만 봐도 앞으로의 허리 건강이 어떠할지 예측할 수 있습니다. 따라서 앉을 때는 다리를 모아 앉도록 신경 쓰는 것이 좋습니다.

후관절을 도침으로 치료한
만성허리통증 환자

최근 수술을 받고 기력이 쇠한 어머니의 보약을 짓기 위해 가족이 함께 본원을 찾아온 사례입니다. 어머니의 보약을 짓고 난 다음 가족 한 분 한 분의 건강 상담을 진행했는데 아들 중에 허리통증을 호소하는 분이 있었습니다. 아침에 일어났을 때 통증이 가장 심하고 그러다 조금만 걸으면 호전되는 경우였습니다. 특히 아침에는 세수를 하려고 허리를 구부리면 너무 아파서 몹시 불편했지만 집을 나서 조금만 걷다 보면 통증이 사라지니 일상생활에는 지장이 없어 몇 번의 물리치료 외에는 더 이상 치료를 하지 않고 있다고 했습니다.

보통 허리통증은 허리를 많이 쓰는 오후와 저녁이 되면 심해지는데 이 환자는 오히려 휴식을 충분히 취하고 난 아침에 통증이 심한 양상이었습니다. 이렇게 아침에 통증이 심하고 조금 움직이면 통증이 줄어드는 것은 후관절이 틀어지면서 발생한 후관절기원성통증에 해당합니다. 이러한 통증의 경우 도침을 쓰고 추나치료를 통해 후관절을 교정해주면 곧장 효과가 나타나는 경우가 많습니다.

처음 도침요법을 권했을 때는 침치료의 효과에 대해 환자분의 기대가 별로 없었는데, 한 차례 도침과 추나치료를 병행한 후에는 허리가 아주 많이 편해졌다며 매우 만족해했습니다. 이후로 가끔씩 잊지 않고 침치료를 위해 내원하곤 하십니다.

예비 협착증과 허리디스크에는 도침치료가 좋습니다

허리디스크 환자들 중에 도침치료로 튀어나온 디스크가 다시 들어갈 수 있는지를 묻는 경우가 있습니다. 일단 답을 하자면 도침치료가 튀어나온 디스크를 곧장 원위치로 돌려놓지는 못합니다. 하지만 디스크를 원위치로 돌려놓지 않아도 통증은 치료됩니다. 그 이유는 다음과 같아요.

디스크로 인한 통증은 디스크가 튀어나오면 무조건 발생하는 것이 아니고 튀어나온 디스크가 신경에 접촉하면서 염증이 생긴 경우에 발생합니다. 실제로는 튀어나온 디스크가 바로 신경에 접촉하는 경우는 흔치 않은데요, 신경은 약간의 공간만 있어도 튀어나온 디스크를 피해 이동을 해버리기 때문입니다. 디스크와 신경이 접촉하지 않는 이상 염증이 생길 일도 없으니, 튀어나온 디스크를 무조건 제거해 원 위치로 돌려야 한다는 생각은 잘못된 것입니다. 만약 디스크가 튀어나왔다면 신경이 피할 수 있는 공간만 확보되면 통증 없이 생활이 가능합니다.

튀어나온 디스크를 건드리지 않고도 허리디스크를 치료하는 방식에는 2가지가 있습니다.

하나는 염증반응이 일어나지 않도록 하는 것입니다. 대표적인 것이 스테로이드주사 치료입니다. 염증이 발생한 신경 주변에 스테로이드를 뿌려주면 많은 경우 스테로이드의 강력한 항염증작용으로 인해 통증이 즉각 소실됩니다. 하지만 부작용 때문에 반복사용이 어렵다는 단점이 있습니다.

다른 하나는 튀어나온 디스크를 피해 신경이 이동할 수 있는 공간을 만들어주는 것입니다. 대표적인 것이 도침치료입니다. (도침치료는 앞에 소개한 방식과 달리 스테로이드 같은 약물을 사용하지 않기 때문에 몸에 가해지는 해가 적습니다.) 도침으로 후관절을 비롯한 척추 후면부의 구조물을 풀어주고 추나치료를 통해 틀어진 척추를 반듯하게 교정해 척추 내부에 공간을 만들어주면 튀어나온 디스크를 피해 신경이 영리하게 이동하기 때문에 통증 발생을 막을 수 있습니다.

또한 허리디스크는 재발하기 쉬운 질환이어서 잘 관리하지 않으면 나중에 허리협착증으로 발전할 수 있습니다. 만약 허리디스크 때문에 도침치료를 받았다면 이어서 한약치료와 운동치료 등을 병행해 척추의 근본적인 힘을 강화해줘야 합니다. 그래야 협착증으로 발전하는 것을 막을 수 있다는 생각입니다.

허리디스크의 한약치료에 대해 좀 더 살펴보겠습니다. 이를 위해 본원을 찾은 허리디스크 환자들을 크게 둘로 나누면 체중이 많이 나가고 비대한 경우, 근육량이 적고 마른 경우로 구분할 수 있습니다. 전자는 한약으로 몸에 쌓인 노폐물을 제거하는 치료가, 후자는 한약으로 근육과 인대를 보강하는 치료가 필요합니다. 한의학의 강점은 병명이 같은 질환이라도 환자의 몸 상태에 따라 보법과 사법을 다르게 적용할 수 있다는 것입니다. 이를 보다 자세히 설명해보겠습니다.

체중이 많이 나가는 허리디스크를 '습요통'이라고 합니다. 습은 인체에서 발생하는 노폐물을 지칭합니다. 많이 먹고 자주 먹어 소화기 기능이 약해지면 소화기에서 비롯된 노폐물인 습담이 몸 여기저기에 쌓여 디스크에 부담을 줍니다. 그러다 어느 순간 부담을 못 견딘 디스크가 튀어나오게 되고 이것이 통증을 불러옵니다. 기본적으로 몸에 쌓인 습담은 염증을 많이 발생시키기 때문에 디스크가 심하게 튀어나오지 않아도 통증은 극심하게 나타납니다. 이 경우 염증반응을 억제하는 주사치료도 도움이 되지만 근본적으로 이 모든 것의 원인인 습을 제거하는 치료가 필요합니다. 더 근본적으로는 습을 발생시키는 원인이 되는 소화기에 대한 치료가 꼭 필요합니다.

이미 《동의보감》을 비롯한 한의학의 허리 치료 처방들은 습을 제거하고 소화기를 다스리는 등 몇 수 앞을 내다보는 치료를 하고 있습니다. 습을 근본적으로 치료하면 디스크 외에도 몸이 잘 붓거나 식사 후 몸이 무거워지는 증상, 소변을 자주 보는 증상, 살이 잘 찌는 증상 등 습과 관련된 인체의 다양한 증상들이 함께 해결됩니다.

근육량이 적고 마른 경우의 허리디스크를 '기허요통'이라고 합니다. 몸이 전반적으로 약해진 기허 상태에서는 근육에 대한 영양 공급도 원활하지 못합니다. 스트레스를 심하게 받거나 다양한 질병으로 몸이 약해지는 상황이 되면 근육은 더욱 약해져 디스크가 튀어나오는 경우가 많습니다. 이런 환자의 경우 도침으로 굳어진 근육과 인대를 풀어주는 동시에 기허를 치료할 수 있는 한약처방을 꼭 해줘야 치료도 빠르고 재발도 막을 수 있습니다. 한약처방을 통해 기허를 치료하면 허리디스크 외에도 기허와 관련한 다양한 증상까지 해결되는 경우가 많습니다. 아침에 특히 피곤한 아침형 만성피로, 과민성장증후군, 소화불량, 수족냉증, 환절기마다 심해지는 비염, 안구건조증, 구안와사, 대상포진 등이 허리디스크와 함께 호전됩니다.

2010년 《한국체육과학회지》에 실린 〈요통 환자와 정상인 집단 간 요부 신근력과 신체조성에 대한 비교 분석〉에 따르면 요통 환자는 정상인에 비해 허리를 펼 때의 근력이 떨어지고, 인바디 측정 결과 근육량은 적고 체지방량, 체지방률, 복부지방률이 높다고 했습니다. 결국 요통, 즉 허리통증을 줄이기 위해서는 허리의 근력을 키우고 복부지방을 비롯한 체지방을 줄여 허리에 가해지는 압력을 낮춰야 함을 알 수 있습니다. 이러한 연구결과는 비만한 허리디스크 환자의 습담을 제거해 허리에 가해지는 부담을 줄여주거나 마른 허리디스크 환자의 소화기를 치료하고 근육과 인대에 영양을 공급해주는 방식의 한의학적 치료원칙과도 유사합니다.

쉬어 가기 디스크는 물론 척추까지 튼튼하게 하는 도침치료

젊을 때 허리디스크로 인한 통증을 적절히 치료하지 않으면 결국 나이 들어 허리 협착증으로 발전한다. 무엇보다 허리디스크는 한번 생기면 재발하는 경향이 있기 때문에 평생의 허리 건강을 고려해 꾸준히 관리하고 치료해야 한다.

아래에 '건강한 허리디스크'를 위한 매우 효과적인 치료법으로 도침치료를 소개한다. 첫 번째, 도침치료는 약물 없이 침만 사용하는 것이어서 약물로 인한 척추의 퇴행을 걱정할 필요가 없다. 도침치료의 뛰어난 효과 때문에 혹시 침에 약물을 바르는 것은 아닌지 궁금해하기도 하지만, 도침치료는 약물이 아닌 미세한 칼 모양의 침을 활용하는 물리적 치료법이다.

두 번째, 잘못 건드리면 지속적 디스크탈출의 원인이 될 수 있는 디스크를 직접적으로 치료하지 않고(치료를 위해 디스크에 침이 들어갈 경우 허리디스크가 더욱 쉽게 튀어나온다.) 대신 디스크 주변의 굳은 인대를 치료해 효과를 낸다. 오히려 굳은 인대를 풀어주기 때문에 척추 전체의 정렬과 순환이 좋아지는 부수적 효과까지 기대할 수 있다.

세 번째, 도침치료 이후 추나치료를 진행해 척추를 더욱 반듯하게 만들어준다. 도침치료로 굳은 인대를 풀어준 후 추나치료로 교정을 하기 때문에 효과적인 교정이 가능하며, 디스크탈출, 허리협착증을 예방할 수 있는 보다 강한 척추를 만들 수 있다. 강한 척추의 핵심은 척추를 지탱하는 디스크와 후관절이 서로 안정적 상태를 이루도록 만드는 것이다. 진료실에서 만난 허리디스크 환자들 중에는 디스크뿐 아니라 후관절이 틀어진 경우가 많다. 따라서 이 모두를 해결줄 수 있는 치료방법으로 도침치료를 적극 권한다.

척추·관절 도침치료가 정답이다

디스크를 이겨내는
건강한 허리를 만드는 것이 중요합니다

어떤 허리가 건강한 허리일까요?

신기한 것이, 사람마다 얼굴이 다르듯 허리 모양도 다 다릅니다. 그래서인가, 환자들을 진료하면서 허리 모양만 보고도 허리가 건강한지, 앞으로 병이 생길지를 예상할 수 있습니다.

첫 번째, 허리가 'C'자 형태를 이룬 채 안으로 살짝 들어간 경우 건강한 허리입니다. 건강하지 않은 허리 중에는 요추 각도가 소실돼 평평하게 된 일자허리가 많습니다. 〈Biomechanics of Spine Stabilization〉(2013년) 논문에 따르면 'C'자 형태를 이루는 요추가 전만 상태의 각도가 소실된 일자 형태 허리에 비해 구조적으로 17배나 강하다고 했습니다. 즉 척추가 원래의 커브를 소실하면 정상허리에 비해 많은 하중을 받게 되며, 하중을 받는 뼈는 골극이 생기고 주변 인대가 딱딱해지는 등 퇴행이 가속화합니다. 척추 각도가 소실된 일자 허리는 반복적인 허리통증, 디스크탈출, 허리협착증을 만들어내기 때문에 치료가 꼭 필요합니다. 이런 이유 때문에라도 평소 건강한 'C'자 형태 허리를 만들기 위한 노력을 지속해야 합니다. 'C'자 형태의 의자 보조기구를 활용하거나 무릎을 모아 앉는 것도 그런 노력의 한 방법입니다. 일자허리를 교정하여 'C'자 형태의 허리로 만드는 방법은 앞의 '허리협착증' 편에 실려 있으니 참고 바랍니다.

두 번째, 몸 자체가 건강한 경우 허리도 건강합니다. 진료실에서 만난 환자들 중에는 부모의 허리가 안 좋으면 자식도 허리가 안 좋은 경우가 많았습니다. 서울대학교병원 재활의학과 정선근 교수가 쓴 책 《백년허리》에서 미셸 배티 박사의 연구결과를 읽었습니다. 미셸 배티 박사는 서로 직업이 다르고 허리를 쓰는 양도 다른 일란성쌍둥이를 대상으로 허리 상태를 조사했고, 그 결과 유전적 특징이 같은 일란성쌍둥이의 허리 퇴행 정도가 비슷하다는 결과를 얻었습니다. 참 흥미로운 결과입니다. 결국 허리의 퇴행과 디스크에는 어떤 유전적 상태, 즉 어떤 몸 상태를 갖고 있는가가 매우 큰 영향을 미친다는 것을 알 수 있습니다.

이것을 한의학적 관점에서 보면 기허형, 습담형 허리디스크로 해석됩니다. 즉 부모가 기허형 체질이면 자식도 기허형 체질이 많고 부모가 습담형 체질이면 자식도 습담형 체질이 많습니다. 이것이 바로 허리를 잘 치료하기 위해서는 허리만이 아닌 몸을 고쳐야 하는 이유입니다. 허리를 넘어선 몸 전체의 치료에는 한의학만 한 학문이 없다고 확신합니다. 허리디스크가 있다면 몸을 치료하는 한의학을 꼭 이용해보길 권합니다.

도침치료사례

마른 체형의 기허형 허리디스크 vs. 비만 체형의 습담형 허리디스크

디스크탈출 정도에 따라 치료기간이 조금씩 다르긴 하지만 보통은 도침요법으로 허리디스크를 치료하면 일주일 내에 대부분의 허리통증이 사라집니다. 특히 디스크탈출 정도가 심하지 않은 경우 1회 치료만으로도 환자와 의료진이 함께 놀랄 정도로 치료효과가 좋습니다.

■ 마른 체형의 경우

건축사무소에서 일하는 환자분의 사례입니다. 업무상 종일 의자에 앉아서 일하기 때문에 디스크가 탈출하기 쉬운 환경에 처해 있었습니다. 어느 날 일하는 도중에 허리통증을 느꼈지만 대수롭지 않게 넘겼고 이후 점점 참을 수 없을 정도로 통증이 심해져 한의원을 찾았습니다. 환자분은 내원 시 허리가 한쪽으로 휘어 있었는데 이는 디스크탈출 상태가 되면 인체가 통증을 덜 느끼기 위해 자체적으로 허리를 휘게 만들어서 나타나는 현상입니다. 그만큼 디스크탈출 정도가 심했고 허리통증도 극심했습니다. 진료 후 환자분에게 1회의 도침치료로 보통은 허리통증이 50% 정도 줄고 5회 정도 치료하면 거의 사라지게 되니 안심하고 치료받아도 좋다고 말했습니다. 환자분은 빠르게 치료된다는 말에 반가워하면서도 '이렇게 심한 통증이 정말 그렇게 빨리 치료될까요?'라는 표정으로 반신반의했습니다.

이후 환자분의 동의하에 도침치료를 진행했고, 제 예상대로 1회 치료 후 허리통증이 50%가 줄었습니다. 그리고 5회 치료 끝에 허리통증 대부분이 사라져서 환자분은 무난히 업무에 복귀할 수 있었습니다.

치료를 마치고 환자분과 이야기를 나누던 중 유난히 마른 체형의 환자분이 자신은 소화기가 약해 많이 먹지 못한다며 살이 좀 쪄봤으면 좋겠다고 말했습니다. 그러면서 이번에는 허리디스크가 너무 심해서 병원까지 찾았지만 평소에도 과로하면 허리통증을 느낀다고 했습니다. 또 아침마다 심한 피로감을 느끼고 알레르기성비염도 심하다고 했습니다.

들어보니 환자분은 몸 상태 전반이 허약해 근육이 잘 생기지 않는 기허형 허리디스크로 판단됐습니다. 그래서 앞으로 허리디스크의 재발을 막을 수 있도록 허리뿐 아니라 제 기능을 못하는 몸 전반의 기능을 개선해주는 한약을 처방하고 치료를 진행했습니다. 이후 소화기 기능이 개선되고 아침의 피로감이 사라졌으며 지병이던 알레르기성비염까지도 호전되는 결과를 얻었습니다.

■ 비만 체형의 경우

식당을 운영하는 한 중년 여성 환자분의 사례입니다. 이틀 전에 일을 하며 반복적으로 물건을 들었는데 그 이후 다리가 저리면서 허리통증이 너무 심해 본원을 찾았다고 했습니다. 환자분은 허리디스크가 이미 여러 번 재발했다고 했습니다.

이후 도침치료를 진행하자 1회 치료 만에 허리통증이 50% 정도 줄었고, 5회 치료 후에는 허리통증이 거의 사라졌습니다. 환자분은 허리통증이 줄어들어 지금은 너무 좋지만 혹시 재발할까 걱정이라고 했습니다. 환자분의 전반적인 상태를 살펴보니 조금만 먹어도 쉽게 살이 찌는 체질이고 항상 속이 더부룩했으며 요실금 등의 소변문제도 있었습니다. 살이 찐 체격에 피부는 하얀 편으로, 항상 찌뿌둥하며 몸이 무겁게 느껴지고 노폐물이 잘 쌓이는 비만 체형의 습담형 허리디스크에 해당돼 한약을 처방했습니다. 한약치료가 끝난 후 환자분은 허리가 안 아픈 것도 좋지만 무엇보다 몸이 너무 가벼워졌다며 좋아했습니다.

한의학에서는 인체에 쌓이는 노폐물을 습담이라 하고 이러한 습담이 뼈를 상하게 해서 척추의 퇴행을 가속화한다고 보았습니다. 습담형 체질을 보면 밖으로 쉽게 드러나는 뼈인 손가락 마디에 통증이 생기고 두꺼운 경우가 많습니다. 물론 보이지 않는 내부의 뼈에도 변형이 있을 가능성이 높고요. 따라서 습담을 제거하는 치료는 허리통증을 없앤다는 측면에서도 중요하지만 허리협착증처럼 심한 척추질환으로 진행하는 것을 막는 데에도 매우 중요합니다.

두 환자분의 사례를 통해 한의학의 허리디스크 치료 원리를 살펴보았습니다. 한의학은 '왜 디스크가 튀어나왔는지' 그 원인을 보다 넓은 시각으로 바라볼 수 있습니다. 또한 허리 외에 몸을 살피는 과정에서 환자분들이 가지고 있는 다양한 이상 증상도 함께 치료가 가능합니다.

앞으로는 이처럼 체계적이고 섬세한 한의학적 치료방법들이 현대인의 다양한 질병과 그 증상들을 해결하는 데 보다 적극적으로 이용되기를 기대합니다.

'끊어질 듯한' 허리통증,
척추전방전위증

　우리 몸의 척추는 블록처럼 하나하나 쌓여서 자연스러운 'S'자 곡선을 그리며 체중을 효과적으로 지탱합니다. 이때 특정한 원인으로 인해 척추가 앞으로 튀어나오는 경우가 있는데 이를 척추전방전위증이라고 하며 이것은 다시 원인에 따라 선천형, 협부형, 퇴행형, 외상형, 병적형, 수술후형으로 나뉩니다. 그중 가장 많이 나타나는 것이 퇴행성(퇴행형)척추전방전위증이므로 이에 대해 좀 더 자세히 살펴보겠습니다.

　퇴행성척추전방전위증은 여성의 발생 확률이 남성보다 5배 정도 높고 특히 50세 이상 여성에게서 쉽게 발생하는 경향이 있습니다.

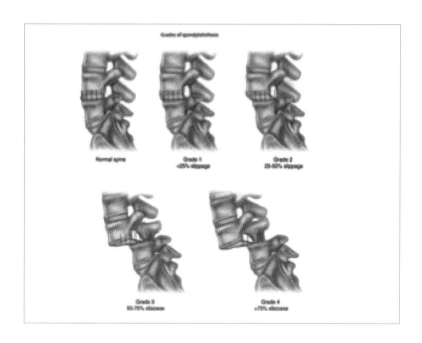

후관절의 퇴행으로 인한 불안정성에서 기인하는 질환입니다. 특히 4번 요추에서 80%가 발생하는데 그 이유에 대해서는 4번 요추가 척추 굴곡상 꼭짓점에 위치해 가장 많은 힘을 받기 때문이라는 것 외에도 여러 설명이 있습니다. 이 질환의 MRI를 분석, 연구한 결과 척추전방전위증과 디스크(추간판) 변성이 함께 있는 경우가 70%를 넘었는데 이는 척추전방전위로 인해 과도한 힘이 디스크로 전달되면서 디스크가 변성된 것으로 생각됩니다.

대부분의 퇴행성척추전방전위증은 나타나는 증상과 통증만 해결하면 큰 불편 없이 생활이 가능합니다. 증상 자체가 없는 경우도 많으며, 증상이 있다면 허리통증이 제일 흔합니다. 때로는 허리통증이 엉덩이통증으로까지 이어질 수도 있습니다. 둔한 느낌의 만성화된 통증이며 간혹 밀린 척추뼈에 의한 간헐성 파행 등 허리협착 증상도 발생합니다.

한 연구에 따르면 우리나라는 일본, 미국, 유럽에 비해 보다 이른 나이에 퇴행성척추전방전위증 수술을 하는 경향이 있다고 합니다. 제가 진료한 많은 환자분들도 "척추가 계속 밀리면 허리가 더 나빠지는 것이 아니냐", "빨리 수술하는 것이 낫지 않느냐"고 묻습니다. 그런데 실제로는 척추전방전위증으로 수술이 필요한 환자가 전체의 10~15%에 불과한 것으로 알려져 있습니다. 그중에서도 퇴행성척추전방전위증은 척추뼈가 밀리더라도 해부학적으로 관절돌기에 닿아서 어느 순간 멈추기 때문에 증상이 나타나도 대부분 비수술적 치료로 해결할 수 있습니다. 오히려 수술을 하게 되면 척추를 고정시켜서 고정된 위아래 척추의 퇴행이 빨라지는 부작용만 초래합니다.

퇴행성척추전방전위증 환자의 생활 관리법

퇴행성척추전방전위증 환자는 허리에 무리가 가는 자세를 최대한 피해야 합니다. 뼈의 정렬이 틀어진 상태라 똑같은 동작을 하더라도 정상인에 비해 척추 퇴행이 빠르기 때문에 일상생활에서 특히 주의가 필요합니다. 예를 들어 땅바닥에 앉는 것은 허리관절에 과도한 무리가 가는 만큼 의자를 써서 앉는 것이 좋습니다. 또 30분 이상 오래 앉아 있게 되면 잠깐씩 일어나서 짧은 시간을 걷거나 가볍게 허리를 스트레칭합니다. 특히 허리관절은 구조상 앞으로 굽히는 자세에 취약하기 때문에 허리를 과도하게 앞으로 수그리는 것은 좋지 않으며 직업상 허리를 자주 수그려야 한다면 업무 중간중간 꼭 스트레칭을 하도록 합니다. 무거운 물건을 드는 행동도 최대한 피하고, 불가피하게 들어야 할 경우 허리를 굽혀서 들기보다는 허리를 최대한 덜 구부린 상태로 하체의 힘을 이용해 자세를 낮춰서 드는 것이 좋습니다.

퇴행성척추전방전위증의
도침치료

　퇴행성척추전방전위증 환자에게 허리통증이 많이 발생하는 이유는 전방전위로 인해 뼈 뒤쪽의 인대와 근육이 지속적인 과부하에 걸려 퇴행과 유착이 발생하기 때문입니다. (이때 도침을 써서 통증을 유발하는 퇴행 인대와 근육을 치료해주면 아주 빠르게 통증이 해소됩니다.) 간혹 통증이 허리를 넘어 엉덩이나 꼬리뼈 쪽에 나타나는 경우도 있고, 뼈가 전방전위돼 신경뿌리 공간이 좁아지면서 이로 인해 신경이 눌려 허리협착증이 발생하는 경우도 있습니다. 이 경우 허리통증만 있는 퇴행성척추전방전위증에 비해 치료에 시간이 많이 걸리지만 역시나 도침치료와 함께 지속적인 운동과 추나치료, 한약치료를 병행해주면 대부분 증상이 경감되고 편한 일상생활이 가능해집니다.

중국에서 발표한 퇴행성척추전방전위증과 관련한 치료 논문에서는 60명의 환자를 30명씩 나누고 각각 도침(침도)과 일반침 치료를 받게 한 후 호전 정도를 비교했습니다. 치료부위는 후관절낭, 요추 3번 횡돌기, 요추늑골인대, 다열근, 회선근, 중둔근, 대둔근 등으로 전방전위된 뼈 주변의 근육과 인대를 치료했습니다. 그 결과 증상과 기능 면에서 도침치료군이 유의미한 결과를 보였지만 영상 소견은 일반침 치료군과 큰 차이가 없었습니다. 이는 도침치료를 한다고 해서 전방전위된 허리를 다시 돌리지는 못하지만 증상과 기능은 개선힐 수 있다는 의미입니다. 전방전위된 허리를 구조적으로 원상회복하지 않고도 증상과 기능을 개선하는 치료방법, 이것이 도침치료를 적극 권하는 이유입니다.

척추전방전위증 치료에는 도침치료에 이어 보통은 추나치료를 병행합니다. 추나치료의 목표는 첫 번째 뼈를 앞으로 과도하게 잡아당기는 근육들을 풀어주고, 두 번째 앞으로 기울어진 골반을 바르게 하는 데 있습니다. 허리뼈는 체중을 효과적으로 지탱하기 위해 약간 앞으로 굴곡된 형태를 띱니다. 그런데 허리뼈가 너무 과도하게 굴곡되면 허리뼈가 밀리는, 즉 전방전위되는 힘이 더욱 크게 작용하게 됩니다. 이때는 허리를 앞으로 잡아당기는 장요근을 비롯한 척추뼈 전방 부위의 근육들을 추나요법을 통해 풀어주는 치료가 필요합니다. 또한 척추의 굴곡은 정상이더라도 골반뼈와 허리뼈의 각도가 커지면 허리뼈가 앞으로 밀리게 되는데 이때도 골반뼈의 각도를 조정해 허리뼈에 밀리는 힘이 덜 작용하도록 해주는 추나치료가 필요합니다.

특히 퇴행성척추전방전위증은《동의보감》의 10종 요통 중 신허요통, 담음요통, 습열요통과 관련이 깊습니다. 이 중 습열요통에 대해 자세히 살펴보겠습니다. 습열요통은 인체가 습열 상태가 되면서 나타나는 통증으로 대장의 상태가 불량하며 허리의 끊어질 듯한 통증 양상이 특징입니다. 척추가 전방전위됐다고 해서 모두가 통증이 있는 것은 아니며 전방전위된 정도와 통증의 정도가 꼭 일치하는 것도 아닙니다. 예를 들면 젊을 때부터 허리통증이 심한 전방전위증 환자의 경우 척추의 전방전위 외에도 대장의 습열 상태가 허리통증을 심화시킬 수 있습니다. 또한 현대인들이 즐기는 기름진 음식과 술 그리고 스트레스도 대장의 습열 상태를 조장해 결국은 인체를 습열 상태로 만들고 허리에는 습열요통을 발생시킵니다. 특히 인체가 습열 상태가 되면 진물 성향의 피부질환, 술 마신 후의 피부 가려움, 술이나 고기 섭취 후의 설사 등을 자주 동반하게 됩니다.

《동의보감》에서는 습열이 근육을 수축시킨다고도 했습니다. 이는 대장에 습열이 누적되면 대장과 그 주변의 허리와 관련된 근육을 수축시켜서 전방전위를 일으키는 힘을 더욱 크게 만든다는 의미로 생각됩니다. 이 의미대로라면 퇴행성척추전방전위증 환자의 경우 대장의 습열이 통증은 물론 전방전위를 크게 만드는 힘까지 발생시킬 수 있기 때문에 기름진 음식 등을 더욱 주의해야 합니다.

증상에 따른
퇴행성척추전방전위증 치료

1. 허리통증만 있는 경우

퇴행성척추전방전위증과 관련이 깊은 후관절 주변의 퇴행된 인대와 근육을 도침 요법으로 치료하면 효과가 좋습니다. 특히 끊어질 듯한 허리통증은 대장의 습열 상태가 원인이기 때문에 술, 기름진 음식, 고기, 야식 등을 금해야 합니다.

2. 다리저림, 간헐성 파행 등 신경학적 증상을 동반하는 경우

퇴행성척추전방전위증으로 인해 척추가 협착해 나타난 증상이므로 척추관협착증 치료에 준해서 치료하면 됩니다. 이때 도침치료에 이어 추나치료와 한약치료를 병행하면 효과가 좋습니다.

■ 치료 사례 1

허리통증이 심한 퇴행성척추전방전위증으로 고생하다 전라북도 군산에서 본원을 찾아온 환자분의 사례입니다. 환자분은 허리통증이 심해 병원에서 X-ray를 찍어본 결과 아직 수술할 정도는 아니지만 퇴행성척추전방전위증이 있다는 진단을 받았다고 했습니다. 아직 다리저림 등은 나타나지 않고 끊어질 듯한 허리통증만 있는 것으로 보아 다행히 척추관협착증으로까지 진행되지는 않은 상태였습니다. 환자분의 직업이 사람을 많이 만나는 일이라 평소 술자리가 많고 스트레스도 심했습니다. 맥진, 설진 등을 해보니 몸에 열이 많고 대장의 상태도 좋지 못했습니다. 이에 도침치료를 진행하면서 대장의 습열에 대해 설명하고 조금이라도 허리통증이 있으면 금주하면서 허리를 관리할 것을 권했습니다.

몇 달 후 다른 가족의 허리통증 때문에 환자분이 다시 내원했습니다. 지난번 치료 이후 조금이라도 허리통증의 조짐이 있으면 술을 조금만 마셨는데 그랬더니 허리통증이 심해지지 않고 잘 관리되는 것 같다고 했습니다.

이 사례에서 보듯 퇴행성척추전방전위증의 경우 허리통증이 심한 것은 인대의 퇴행도 문제이지만 인체 내부, 특히 대장의 습열이 원인으로 보입니다. 대장의 습열은 술과 기름진 음식 그리고 스트레스가 조장하기 때문에 이에 대한 관리 계획을 세워서 잘 지키면 퇴행성척추전방전위증도 잘 관리할 수 있을 것입니다.

■ **치료 사례 2**

강원도 원주에서 퇴행성척추전방전위증으로 내원한 68세 여성 환자분의 사례입니다. 평소 허리통증이 있는데 3개월 전부터는 걷다 보면 본인은 일자로 걷고 있음에도 자꾸 우측으로 걷게 되는 문제가 생겼습니다. 병원에서 진단한 결과 수술을 권해 수술 날짜를 예약하고 기다리던 중에 지인의 소개로 도침치료에 대해 듣고는 혹시나 하는 마음에 본원을 찾았다고 했습니다. 환자분은 허리통증뿐만 아니라 다리저림 같은 보행문제까지 겪고 있었는데, 이것은 선방선위로 인해 척추의 퇴행이 심해지면서 척추관이 협착됐기 때문에 나타난 증상들입니다. 따라서 척추관협착증에 준해서 치료하면 되는 것입니다.

이후 허리에 도침치료와 추나치료를 병행했고 3회 치료 후부터는 허리통증이 사라지고 5회 치료 후부터는 걷는 것도 호전됐습니다. 또한 평소 기력이 약하고 몸이 마른 체형이라 허리뿐 아니라 몸 전체의 기능을 높여주는 한약도 함께 처방했습니다. 환자분의 증세는 날이 갈수록 호전돼 지금은 아주 활발하게 생활하고 있다고 합니다. 특히 매일 아침마다 허리통증이 심하고 걸음도 반듯하게 걷지 못해 늘 우울했는데 지금은 잘 걷게 돼 마음까지 가벼워졌다고 합니다.

강직성척추염은
'평생치료'가 필요합니다

　　강직성척추염(Ankylosing Spondylitis)은 1800년대 후반 프랑스 신경학자들에 의해 처음 기술됐습니다. 척추의 강직과 통증이 주요 증상이며 10~20대 남성에게 주로 발생하는데 4:1의 비율로 남성에게 많이 발생한다고 알려져 있습니다. 강직성척추염의 이환율은 0.3~1.5%이며 인종에 따라 이환율이 달라진다는 흥미로운 연구도 있습니다. 흑인의 경우 강직성척추염이 적은 데 반해 아메리칸인디언의 경우 강직성척추염 이환율이 5%에 달한다고 합니다. 이는 강직성척추염이 유전자와 강력한 연관이 있음을 의미합니다. 실례로 강직성척추염 유전자가 일본인들에게는 적고 발병률 또한 적습니다. 핀란드와 스칸디나비아반도의 경우 강직성척추염 유전자와 발병률이 모두 높다고 합니다.

강직성척추염의 원인이 명확히 밝혀지지는 않았지만 계속 연구가 진행되면서 조금씩 단서를 찾아가고 있습니다. 연구자들에 따르면 강직성척추염은 HLA-B27 유전자와 밀접하게 관련되는데 최근 연구에서는 ARTS-1, IL-23R와의 밀접한 연관도 밝혀지고 있습니다. 또한 강직성척추염과 환경적 요인의 밀접한 연관도 보고되고 있습니다. 환경적 요인은 강직성척추염의 발병률뿐만 아니라 증상의 발현 시기 및 정도에도 영향을 미칩니다. 몇몇 과학자들은 특별한 박테리아와 바이러스 감염이 강직성척추염을 일으킨다고 보고 있으며, 크론병환자와 강직성척추염의 상호 발병률이 높은 것을 감안해 위장관의 문제가 강직성척추염을 유발하는 원인이라는 주장도 하고 있습니다.

아직 원인이 불분명한 강직성척추염은 극심한 통증, 장애, 변형, 골절을 야기합니다. 게다가 엉덩이, 무릎, 어깨 같은 큰 관절에서 조기에 퇴행성관절염을 유발합니다. 강직성척추염은 대부분 척추관절에 영향을 미칩니다. 이때 최초로 영향을 받는 관절은 천장관절로 천장관절의 강직이 발생하면 좌식생활의 불편함을 겪게 됩니다. 이후 척추, 늑골 순으로 발전하게 되고, 점점 강직이 진행돼 흉추와 경추까지 강직이 발생할 경우 수평응시, 보행, 일상생활에 어려움을 겪게 됩니다. 척추가 완전히 강직될 경우 사소한 외상에도 골절이 잘 일어나게 됩니다. 늑골관절이 강직되면 흉곽확장이 줄어들기 때문에 숨참 등의 호흡곤란이 발생하기도 합니다. 또한 강직성척추염은 척추관절뿐 아니라 다른 부위에도 영향을 미칩니다. 어깨, 무릎, 팔꿈치, 발목뿐 아니라 폐와 눈, 방광, 심장에까지 섬유화 및 기능 저하가 발생하기도 하며 이럴 경우 생명에 문제가 생길 수 있으니 주의가 필요합니다.

조선시대 세종대왕도 강직성척추염 환자였다고 합니다. 청나라의 사신을 환송하며 허리를 굽혀 인사해야 하는데 허리가 굳어 예를 갖출 수 없었다는 이야기가 《조선왕조실록》에 나옵니다. 세종대왕은 온양의 온천을 매우 좋아했다고 합니다. 척추가 굳고 뻣뻣하다 보니 따뜻한 물로 혈액순환을 돕는 것이 허리를 조금은 부드럽게 했을 것입니다. 보통 왕들은 사냥도 즐기고 운동도 즐기는데 세종대왕은 허리가 아파서인지(?) 운동은 멀리하고 책만 본다는 신하들의 걱정이 《조선왕조실록》에 실려 있습니다. 말년에는 강직성척추염 합병증인 포도막염이 찾아와 시력을 거의 잃었다고 합니다. 이처럼 세종대왕에 대한 기록을 보면 강직성척추염 증상이 어떻게 진행되는가를 쉽게 이해할 수 있습니다. 궁궐 안의 만만찮은 스트레스가 강직성척추염의 원인이 아니었을까 조심스레 생각해봅니다. 그리고 말년에 본인의 시력은 잃어가면서 한글을 만들어 만인의 눈을 틔웠던 세종대왕을 생각하면 마음이 뭉클해집니다.

강직성척추염 진단은 질병의 증상과 X-ray 등 방사선상의 변화를 통해 내려집니다. 아래 요인 중 한 가지에 해당하면 강직성척추염을 의심할 수 있으며, 증상과 방사선상의 소견이 동시에 존재하면 강직성척추염으로 확진하게 됩니다.

- 3개월 이상의 허리통증과 강직이 존재하는 경우
- 아래허리의 굴곡 또는 측굴에 이상이 있는 경우
- 흉곽확장에 제한이 생기는 경우
- X-ray, CT 등의 방사선상 검사를 통해 2등급 이상의 천장관절 골화가 확인되는 경우

강직성척추염에 대한 대략적 설명을 마쳤으니 다음 장에서는 강직성척추염의 도침치료에 대해 자세히 설명하겠습니다.

도침요법은 강직성척추염의 관절강직을 해결합니다

　강직성척추염이 진행되면 척추가 마치 낙타등처럼 변형됩니다. 이러한 변형이 일어나면 보기에도 좋지 못할 뿐 아니라 생활에도 불편함이 많아집니다. 변형이 심해지면 하늘을 보기가 어려워지고 수평 응시가 힘들어집니다. 또한 변형된 척추가 내부장기를 압박해 인체기능이 저하됩니다. 이후에는 척추가 굳어지면서 호흡기와 소화기, 순환기 등에도 문제가 나타납니다.

　따라서 강직성척추염 환자들에게는 2가지 치료가 중요합니다.

　첫 번째, 통증과 변형을 일으키는 염증이 발생하지 않도록 해야 합니다.

　두 번째, 변형된 척추관절을 반듯하게 회복해야 합니다.

도침요법은 특히 변형된 척추관절을 회복하는 데 큰 효과가 있습니다. 도침요법으로 천장관절부터 시작해 경추부위까지 척추부위의 모든 부분에 대한 치료가 가능합니다. 척추뼈 사이사이의 강직된 인대들을 도침으로 풀어주면 인체의 움직임이 호전되고 강직된 인대로 인한 통증도 줄어들게 됩니다. 강직성척추염의 도침치료에 대해 난징중의약대학에서 진행된 연구를 소개하겠습니다.

논문에 따르면 끝이 칼 모양으로 된 도침을 활용해 강직성척추염 환자 100명의 척추관절 강직을 해결했고 그 결과 환자들의 삶의 질이 높아졌습니다.

2008년부터 2010년까지 난징중의약대학을 방문한 강직성척추염 환자는 총 100명인데 이 중 남자는 89명, 여자는 11명이었습니다. 연령은 18세에서 61세까지였으며, 발병기간은 11개월에서 17년까지로 다양했습니다. 치료는 도침치료와 추나치료, 견인법, 약물치료 등의 방법을 활용했으며 보통 1개월 동안 진행했습니다.

이러한 치료의 결과 증상이 완전히 소실되고 관절능력이 정상으로 회복된 경우는 20명(20%)이었으며, 증상이 전부 또는 일부 소실되고 작업과 생활을 할 수 있을 정도로 회복된 경우는 30명(30%)이었습니다. 주요 증상이 소실되고 관절기능이 명확히 좋아졌으며 소염진통제 없이도 생활이 가능해진 경우는 44명(44%)이었습니다. 결과적으로 94%의 환자에게서 효과가 있었음을 알 수 있습니다.

논문에 쓰여진 치험사례를 보면 효과를 보다 구체적으로 이해할 수 있습니다. 중국 남창시에 사는 23세 농민 양모 씨의 사례입니다. 양모 씨는 20세에 강직성척추염 진단을 받고 한약치료로 통증은 해결했으나, 등이 굽고 강직돼 반듯이 설 수도 반듯이 누울 수도 없었습니다. 활동을 하면 관절에 통증이 느껴졌고 하지에는 시린 통증이 느껴졌습니다. 그러던 중 도침치료를 접하고 10회의 도침치료를 진행했는데 이후 척추의 활동범위가 정상에 가깝게 좋아졌으며 1~2시간 서 있어두 피로감을 느끼지 않게 됐습니다. 반듯이 누워서 잘 수 있게 됐으며 통증 또한 많이 사라졌고 통증이 2년 동안 재발하지 않았다고 합니다. 실세 강직성척추염의 도침치료에 관한 여러 논문을 보면 대부분 90% 정도의 효과율이 일관되게 보고되고 있습니다.

저 역시 강직성척추염 진단을 받아 군복무가 면제된 환자입니다. 10대 후반에 알 수 없는 통증으로 고생하다 30대가 돼서야 강직성척추염 진단을 받았습니다. 도침치료를 공부하며 X-ray를 찍는 과정에서 천장관절의 강직을 확인하고 혈액검사를 통해 확진을 받게 됐습니다. 저는 20대 중반부터 반듯이 누우면 목이 바닥에 닿지 않아 항상 옆으로 누워야만 했습니다. 처음에는 몸이 유연하지 않아서 그런가 생각했는데 알고 보니 강직성척추염으로 척추가 강직돼서 나타난 결과였습니다. 이후 도침치료를 통해 등이 펴지고 몇 년 만에 반듯이 누웠을 때 머리가 바닥에 닿는 치료효과를 경험했습니다. 어찌 보면 도침치료를 열심히 하게 된 것도 제가 도침치료로 효과를 본 환자이기 때문입니다.

본원에서 도침치료를 하는 것이 알려지면서 수많은 강직성척추염 환자가 찾아왔습니다. 사실 강직성척추염이라는 하나의 병명 안에는 너무나 다양한 증상과 과정이 담겨 있습니다. 강직은 거의 없이 통증만 있는 초기 환자부터 통증보다는 강직이 주원인인 중후기의 환자까지 증상의 범위가 매우 넓은 질환이 강직성척추염입니다. 치료 초기에는 도침치료보다는 한약치료를 통해 몸의 균형을 바로잡는 것이 중요합니다. 한약치료는 한의학적으로 간열, 심열의 개념을 활용해 인체 내에서 비정상적으로 발생하는 염증을 해결하는 데 도움이 되기 때문입니다. 치료 초기를 지나 강직이 주된 증상으로 나타나는 중후기에는 도침치료가 꼭 필요합니다. 도침치료를 통해 강직된 인대를 풀어서 몸을 유연하게 만들고 척추의 퇴행 또한 막을 수 있습니다.

강직성척추염은 무서운 이름과는 달리 잘만 관리하면 별탈 없이 일상생활을 할 수 있는 질환입니다. 그렇다고 치료만 믿고 생활을 소홀히 해서는 안 되는 것이, 평소 술과 기름진 음식 그리고 스트레스를 멀리하는 노력이 반드시 필요하기 때문입니다. 스트레스를 해소하고 폐활량을 늘려주는 산행은 강직성척추염에 좋은 운동입니다. 수면의 경우 밤 11시에는 가급적 잠자리에 들어서 깊은 수면을 취해야 합니다. 하지만 이렇게 일상생활을 관리하고 싶어도 통증과 뻣뻣함 때문에 실행이 힘들고 척추의 통증과 변형이 심해진다면 그때는 도침치료와 한약치료를 꼭 받아볼 것을 권합니다.

압박골절이
회복됐는데도 통증이 있다면
도침치료를 받아보세요

압박골절을 도침으로 치료한다고 하면 '침으로 뼈를 붙일 수 있어?'라는 오해를 할 수 있습니다. 이것은 압박골절된 뼈를 도침으로 붙인다는 말이 아닙니다. 도침치료는 압박골절이 회복된 이후에 하는 것으로, 압박골절된 부위에 통증이 남아 있는 분들을 위한 치료입니다. 이런 분들이 의외로 많습니다. 뼈는 잘 붙었는데 통증이 남아 있다면 그것은 압박골절된 뼈 주변에 여러 이유로 유착된 조직이 존재하기 때문입니다. 실제 압박골절 후 통증 때문에 도침치료를 받았던 환자분들을 보면 압박골절된 뼈 주변의 근육과 인대에 유착이 매우 심했습니다. 도침치료를 해보면 말랑말랑한 정상조직과 뻑뻑한 유착조직 간의 느낌이 매우 다름을 느끼게 됩니다.

압박골절된 뼈 주변에 유착이 많다는 것을 본원에서 함께 일하는 동료 원장님을 보고 알게 됐습니다. 운동을 많이 해서 몸이 건장한 분인데도 항상 허리통증을 호소했습니다. 그런데 보통의 허리통증은 아래쪽 허리에 많이 나타나는데 이 원장님은 위쪽 허리가 아프다고 했습니다. 자세히 들어보니 대학시절 높은 곳에서 뛰어내린 적이 있는데 그때 등뼈와 허리뼈가 만나는 곳에 뼈가 으스러지는 압박골절이 왔다고 했습니다. 압박골절은 잘 치료됐지만 이후부터 압박골절된 뼈 주변에 허리통증이 생겼고, 조금만 일해도 허리통증이 심해져서 여러 치료를 받았지만 별 효과가 없어서 지금은 포기상태라고 했습니다.

저는 압박골절이 회복되는 과정에서 주변의 근육과 인대에 유착이 발생해 이후에도 통증을 느끼게 된 것이라 판단하고 압박골절이 발생했던 뼈 주변에 도침치료를 했습니다. 실제로 압박골절 주변에 뻣뻣한 유착이 느껴졌고 이를 도침으로 치료한 후에는 허리가 편해지는 것 같다고 했습니다. 이후 함께 일했던 몇 달 동안 동료 원장님은 허리통증이 거의 느껴지지 않는다고 말했습니다.

젊은 분들의 압박골절, 노인분들의 압박골절 그리고 일반골절까지 뼈가 부러지고 회복되는 과정에서 그 주변에 유착이 많이 발생합니다. 유착이 발생하면 뼈를 잡아당기는 비정상적 압력이 발생하게 되고 이로 인해 통증이 발생하는 것으로 보입니다. 이 같은 골절 후 통증에는 도침치료가 매우 효과적입니다. 그런데 안타깝게도 많은 환자들이 압박골절 후 유착으로 인한 통증을 허리협착 증상이겠거니 생각하고 치료를 방치하는 경우가 매우 많습니다. 혹시나 허리뿐 아니라 손목, 발목 어디든 뼈가 부러졌다가 회복됐음에도 통증을 느끼는 분들이 있다면 뼈 주변 조직의 유착일 수 있으니 꼭 도침치료를 받아보기를 권합니다.

척추가 휘어가는
중고등학생의 측만증에도
도침치료가 좋습니다

척추측만증은 척추가 정상범위를 벗어나 휘어지는 질환을 말합니다. 척추측만증이 있으면 골반과 어깨의 양쪽 높이가 서로 다르거나 몸통이 한쪽으로 기울어 보이기도 합니다. 대부분 사춘기가 시작되기 전에 척추측만증이 시작됩니다. 2차 성징이 일어나면서 급격히 키가 크고 이에 따라 척추도 같이 크게 되는데, 알 수 없는 원인으로 척추가 휘게 되면 척추측만증이 생길 수 있습니다. 키가 크고 척추가 자라면서 동시에 휘기 때문에, 성장기이기도 한 이 시기에 가장 급격하게 악화됩니다. 남성보다는 여성에게서 더 자주 관찰됩니다.

〈정상척추와 척추측만증〉

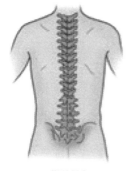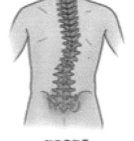

정상척추 척추측만증

아직 척추측만증의 명확한 원인은 밝혀지지 않았습니다. 가족력이 있는 경우 발생할 확률이 높아진다는 보고가 있으나, 모든 환자에게서 가족력이 나타나는 것은 아닙니다. 성장호르몬 이상, 추간판이나 근육을 이루는 성분의 분자생물학적인 이상, 태아 때 배 속에서 잘못 자리 잡고 있어서 생긴다는 가설 등 많은 이론이 제기됐지만 모두 명확한 설명은 아닙니다.

가장 대표적인 증상은 체형 이상입니다. 골반이나 어깨의 양쪽 높이가 다르거나 등이나 허리의 한쪽이 다른 쪽보다 더 튀어나와 보이는 경우가 많습니다. 외관 외에는 큰 이상이 없고, 운동능력 또한 제한이 없는 경우가 많습니다. 척추측만증이 진행되는 성장기에는 허리통증과의 상관관계가 뚜렷하지 않습니다. 그러나 성장기부터 척추측만증이 있던 사람이 성인이 된 경우, 일반적인 척추굴곡을 가진 사람에 비해서 허리통증이 생길 가능성이 더 높습니다. 이러한 경향은 허리 쪽 척추에서 만곡이 심한 경우 더 높아집니다. 허리통증 외에 등 통증이 생기는 경우도 있습니다.

척추측만증이 의심될 경우 각종 이학적 검사를 통해 확인할 수 있습니다. 대표적인 것이 전방굴곡 검사로 이를 통해 측만 여부가 가려집니다. 등을 90° 정도 전방으로 구부린 상태에서 척추의 만곡, 견갑골의 돌출 등을 관찰할 수 있습니다. 정확한 진단을 위해서는 X-ray 검사가 필요합니다. 이후 측만이 일어난 척추의 각도, 척추체의 회전각, 골격 성숙의 정도 등을 파악해 종합적으로 진단합니다.

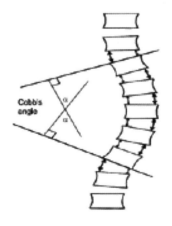

성장기 환자의 경우 측만 각도가 20°를 넘으면 보조기구 착용을 권합니다. 성장이 끝난 환자는 보조기구 착용 대상이 되지 않습니다. 측만 정도가 심하면 수술을 고려해볼 수 있습니다.

성장기에 척추측만증이 있던 사람이 성인이 되면 허리통증이 생기는 경향이 많습니다. 이런 경우 본원에서는 도침치료로 척추체와 척추 주변부 조직을 자극하고 이후 추나치료로 척추를 자극하는 방법을 사용합니다. 척추와 주변 연부조직을 도침으로 치료하게 되면 척추측만증 이후 발생한 통증을 해소하는 데 도움이 됩니다. 또한 도침으로 척추와 주변 연부조직을 풀어준 이후 교정 목적의 추나치료를 시행하면 휘어진 척추를 반듯이 할 수 있습니다. 척추측만증 환자분들 중에는 골반과 고관절이 비틀어진 경우가 많습니다. 따라서 측만된 척추부위뿐 아니라 골반과 고관절을 고려해서 치료해야 합니다.

2016년에 발표한 척추측만증 치료에 관한 연구에서는 도침치료를 진행한 환자군과 보조기구를 착용한 환자군을 비교해보았는데요, 12개월 치료 결과와 24개월 치료 결과 모두에서 도침치료 환자군이 보조기구 착용 환자군에 비해 측만의 각도가 현저하게 개선된 결과를 보여주었습니다.

척추측만증 예방 및 개선을 위해서는 스트레칭과 운동을 병행하는 것이 바람직합니다. 스트레칭을 통해 과도하게 이완된 근육은 수축시키고 반대로 과도하게 수축된 근육은 이완시켜 인체의 균형을 맞출 수 있습니다. 이와 더불어 코어근육도 강화할 수 있습니다.

척추에 심하게 무리가 가는 동작은 피해야 합니다. 특히 목이나 허리를 과도하게 지속적으로 앞으로 굽히는 행동은 통증을 유발할 수 있으므로 해당 자세를 취할 때는 주의가 필요합니다.

기본적으로 어떤 운동을 해도 괜찮지만, 축구와 같이 격렬하게 몸을 쓰는 운동, 발레와 같이 과도하게 흉추를 신장시켜야 하는 운동은 피하는 것이 좋습니다. 가장 적절한 운동으로 수영과 조깅을 추천합니다. 수영은 전신의 근육을 이완시키고 척추의 부담을 덜어주면서도 고강도의 전신운동을 할 수 있고, 조깅 또한 척추에 큰 부담을 주지 않고 신체기능을 향상시킬 수 있습니다. 다만 조깅을 할 때는 딱딱한 지면에서 오래 시간 뛰는 것은 피해야 합니다.

2

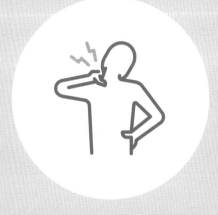

젊을 때 앓기 쉬운 목디스크

10대부터 시작되는 목디스크, 피할 수 없는 스마트폰 부작용

국민건강보험공단의 자료 분석 결과에 따르면 목디스크(경추디스크)로 불리는 '경추간판장애' 진료 인원은 2010년 69만 9858명에서 2015년 86만 8729명으로 24.3% 증가했고, 총진료비는 1666억 원에서 2260억 원으로 35.6% 증가했다고 합니다. 어떤 근골격계질환과 비교해도 급격한 증가 속도입니다. 특히 10대의 어린 나이부터 발병할 정도로 발병 연령이 낮은 질환입니다.

이렇듯 시간이 지날수록 목디스크 질환을 앓는 환자가 급격히 증가하는 원인 중 하나는 바로 스마트폰입니다. 스마트폰을 사용하기 위해 고개를 숙인 자세를 장시간 유지하면서 목에 부하되는 무게가 급격히 증가해 목뼈의 퇴행을 가속화시킵니다.

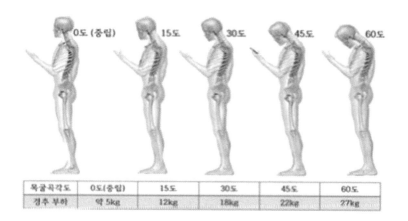

목굴곡각도	0도(중립)	15도	30도	45도	60도
경추 부하	약 5kg	12kg	18kg	22kg	27kg

　위 그림과 같이 목을 구부리는 각도가 늘면 목에 부하되는 무게도 늘어나 목의 퇴행을 가속화하고 결국 목디스크를 유발합니다. 이제는 현대인의 생활 속에서 스마트폰과 관련 없는 곳을 찾기 힘들다 보니 목디스크는 계속 증가하는데 치료는 어려워지고 있는 것이 현실입니다.

　본원에도 목통증을 호소하며 찾아오는 환자분들이 굉장히 많습니다. 이런 분들의 목뼈를 만져보면 중년층은 목통증이 심해도 목뼈가 건강한 'C'자 형태를 유지하는 경우가 많은 데 반해, 10~20대는 증상과 별개로 '일자목'이 심한 경우가 많습니다. 목뼈가 건강하게 뒤로 살짝 구부러진 'C'자 형태를 갖지 못하고 자꾸 앞으로 숙여지면서 일자로 펴져 무리가 가 있는 상태이지요. 현재 40대만 해도 성장기에 스마트폰을 사용한 세대가 아니어서 일자목 정도는 훨씬 덜합니다. 이를 보면 성장기에 스마트폰을 사용하는 것이 목뼈에 얼마나 크게 영향을 주는지 알 수 있습니다. 이러한 이유라면 앞으로도 목디스크를 비롯해 일자목으로 인한 경추성두통 등 목뼈 관련 질환을 앓는 환자는 계속 늘어날 수밖에 없고 연령도 점점 어려질 것으로 예상됩니다. 한의학의 역할이 더더욱 강조돼야 하는 이유이기도 하지요. 저 또한 관련 연구를 계속하면서 적절한 치료법을 발전시켜나갈 것입니다.

목디스크에 대해 조금 더 자세히 살펴보겠습니다.

목디스크의 원인은 크게 2가지로 볼 수 있습니다. 바로 '잘못된 생활습관'과 '노화로 인한 퇴행성 변화'입니다. 목뼈의 퇴행이 진행되면 추간판의 수분이 줄어들어 탄력이 감소하고, 이렇게 탄력이 감소한 상태에서 잘못된 자세를 취하거나 목에 가벼운 외상을 입게 되면 디스크가 뒤쪽으로 튀어나와 신경을 압박하게 됩니다. 이것이 바로 목디스크입니다.

목디스크는 발생 부위에 따라 증상이 다양하게 나타납니다. 일반적으로 알고 있는 목디스크 증상인 손저림 외에 2번 목뼈에서 디스크가 발생하면 두통이 나타나고 4번 목뼈에서 디스크가 발생하면 어깨통증이 발생합니다. 따라서 진통제로도 듣지 않는 두통의 경우, 단순 어깨통증으로 생각해 어깨를 치료했는데 낫지 않는 경우라면 목디스크를 의심해볼 필요가 있습니다. 두통의 18%가 목뼈, 즉 뒷목에서 비롯된다는 결과가 있으며 단순 어깨통증이라 생각했던 환자 10명 중 3명이 목디스크 환자였다는 연구결과도 있습니다.

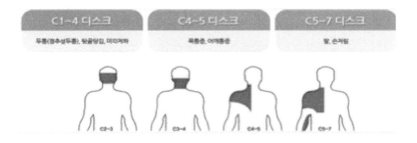

목디스크는 X-ray나 MRI 촬영으로 진단하게 되는데 정확한 진단을 위해서는 MRI 촬영이 필요합니다. 또한 목디스크의 특징적 증상인 손저림이 나타나는 경우 손바닥 인대가 두꺼워져 발생하는 수근관 증후군과의 감별이 필요한데, 두 질환은 치료부위가 전혀 다르기 때문에 반드시 구별해야 합니다.

목디스크 치료는 보존적 치료와 수술적 치료로 크게 구분됩니다. 보존적 치료의 첫 번째는 진통소염제와 스테로이드 등의 약물치료입니다. 북미척추의학회가 2011년 발표한 임상진료지침에 따르면 경구 투여용 약이 목디스크에 효과가 있다는 내용은 근거가 부족하다고 했습니다. 보존적 치료의 두 번째는 경추견인입니다. 경추견인 역시 효과를 두고 의견이 분분합니다. 수술을 전문으로 하는 의사들 중에는 견인효과를 부정하는 경우가 많고 보존적 치료를 중요시하는 물리치료사들 중에는 경추견인을 매우 효과적인 치료방법으로 주장하는 경우가 많았습니다.

제가 생각하기에 경추견인은 효과는 있지만 단독시행보다는 도침치료와 함께 병행할 때 그 효과가 매우 크게 나타납니다. 본원에서도 목디스크와 일자목 환자분들의 치료효과를 높이기 위해 자체 제작한 경추견인장치를 사용하고 있습니다. 도침치료와 경추견인을 동시에 할 수 있어 치료받는 분도 편리하고 효과 또한 높게 나타납니다.

목디스크에 효과적인
도침치료

허리디스크와 마찬가지로 목디스크 또한 2가지 측면의 치료가 가능합니다. 첫 번째는 통증을 발생시키는 염증을 줄이는 치료, 두 번째는 신경이 튀어나온 디스크를 피할 수 있도록 공간을 만들어주는 치료입니다. 스테로이드 등의 주사치료가 첫 번째에 해당한다면 도침치료는 두 번째에 해당합니다. 도침치료는 도침을 활용해 목뼈부위의 굳어 있는 인대와 근육을 풀어주는 방법입니다. 특히 항인대라 불리는 목뼈의 인대와 후관절부위의 근육과 인대를 치료하면 매우 효과적입니다. 도침치료 이후에 추가로 견인치료나 추나치료를 시행하면 목뼈의 변형을 교정할 수 있기 때문에 지속적으로 건강한 목을 만들어가는 데 매우 효과적입니다.

목디스크에 대한 도침치료의 효과를 확인한 연구결과도 있습니다. CT나 MRI상 목디스크(경추추간판탈출증) 진단을 받은 환자 23명을 대상으로 도침치료의 효과에 대해 연구했습니다. 환자 중 65%가 만성 목디스크였고 나머지는 급성 또는 아급성기의 목디스크였습니다. 이들을 대상으로 항인대와 극간인대 후두부의 근육 부착부위 등 목디스크의 일반적인 도침 치료점들을 치료한 결과 91.3%가 증상이 호전됐고 52%가 일상생활에 지장이 없을 정도로 완전히 회복됐습니다. 환자분들이 증상을 느끼는 척도인 VAS 척도도 치료 전 평균 9.17에서 치료 후 4.00으로 5.17가량 크게 개선됐습니다. 즉 도침치료가 목디스크 환자의 증상, 통증, 기능을 회복한다는 사실을 이 연구를 통해 확인했습니다. 실제 본원에서 목디스크 환자들에게 도침치료를 진행한 결과도 매우 효과가 좋았습니다.

만성목디스크인 경우 도침치료 이후 경추견인 치료를 병행하면 증상 개선효과가 탁월합니다. 침치료만 진행한 환자군과 침치료 이후 경추견인치료를 진행한 환자군을 비교했을 때도 후자에 속한 환자군의 치료효과가

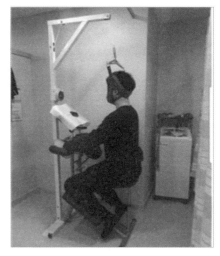

마디로한의원이 개발한 수동형 경추견인장치.

척추·관절 도침치료가 정답이다

더 좋았습니다. 특히 5회, 10회 치료 후에 여러 통증지표가 지속적으로 개선되는 양상을 보였으며 목디스크 중에서도 급성기를 약간 지난 아급성기 단계에서 치료효과가 좋았습니다. 실제 본원에서 목디스크 환자들에게 경추견인장치를 활용해보면 치료효과가 매우 좋습니다. 장치가 목을 견인해줄 뿐 아니라 목디스크 환자에게서 나타나는 등굽음 현상도 해결해줘 증상을 빠르게 개선하고 일상생활의 불편함을 현저히 감소시킵니다.

도침치료와 경추견인치료 이후에는 집에서 '매켄지 신전운동'(p.132 참고)을 하도록 합니다.

신전운동은 허리디스크나 허리협착증 치료와 마찬가지로 목디스크 치료에도 도움이 됩니다. 특히 일자목 개선과 함께 굽은 등을 펴주는 효과가 있어 증상을 보다 근본적으로 해결할 수 있습니다.

《동의보감》에는 목 건강을 위해 항상 목을 따뜻하게 감싸 목부위가 서늘한 공기와 닿지 않도록 하라고 쓰여 있습니다. 《동의보감》의

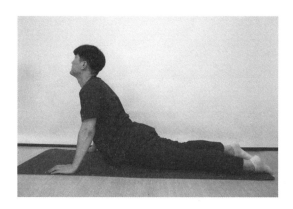

'경항부'에 따르면 풍부혈이 일신의 양기를 주관하기 때문에 목디스크를 비롯한 경추병이 생기지 않기 위해서는 풍부혈을 외부의 냉기로부터 보호해야 한다고 했습니다. 예로부터 추운 지방에 사는 사람들은 털로 목을 감싸고 다녔습니다. 따뜻한 남쪽지방의 사람들도 몸이 허약할 때는 비단으로 목을 감싸 외부 냉기로 인해 목이 상하는 것을 주의했습니다. 평소 목부위가 불편하거나 목디스크 발병 경험이 있다면 외출할 때뿐 아니라 실내에서도 스카프 등으로 목의 후면부를 항상 따뜻하게 감싸주는 것이 좋습니다. 특히 더운 여름철에 에어컨이나 선풍기의 냉기를 직접 쐬는 것은 목뼈의 혈액순환을 나쁘게 해 목디스크를 유발하기도 하니 주의해야 합니다.

"말초혈관의 순환능력 개선으로 손저림이 나아졌어요"

치료 사례1 | 손저림을 동반한 40대 여성

도침요법으로 목디스크를 치료한 40대 여성 환자분의 사례입니다. 환자분은 목의 통증뿐 아니라 오른손의 네 번째와 다섯 번째 손가락 저림을 호소했습니다. 진료 결과 하부 목뼈에 문제가 있을 가능성이 높아 도침치료와 추나치료를 함께 진행했습니다. 1회 지료 후 증상의 30~40%가 줄어들었으며, 3회에는 70% 이상 호전된 결과를 얻었습니다.

치료 후에도 약간의 저림 증상이 계속됐는데, 이는 목디스크민의 문제가 아니라 순환기능이 저하된 것으로 보여 말초혈관의 순환능력을 개선하는 한약을 처방했습니다. 이후 저림 증상이 호전된 것은 물론 평소 환자분을 괴롭히던 불면증까지 개선되는 좋은 결과를 얻었습니다.

치료 사례2 | 손가락에 힘이 없어 글씨를 못 쓰던 70대 여성

손가락에 힘이 없어 글씨 쓰기를 어려워한 70대 여성 환자분의 사례입니다. 상담 해보니 만성목디스크로 인해 손가락에 힘이 빠진 것으로 판단됐습니다. 도침치료 를 1회 진행한 후 글씨를 써보도록 했더니 또박또박 썼습니다. 특히 'ㅇ'을 쓰기가 힘들었는데 자연스럽게 글씨가 써지는 것을 보고 환자분도 저도 놀랐습니다.

도침치료는 빠른 효과와 몸에 무리를 주지 않는다는 장점만으로도 충분히 시도해 볼 만한 치료방법이라 생각합니다.

일자목이 원인인
경추성두통

　최근 들어 일자목으로 인한 두통, 즉 경추성두통이 크게 증가하고 있습니다. 바로 스마트폰과 컴퓨터를 지속적으로 장시간 사용한 결과입니다. 이로 인해 일자목이 돼 경추 변형이 생기는 것은 물론 등굽음 현상이 발생하면서 두통, 어깨결림, 날개뼈통증 같은 여러 가지 증상까지 나타납니다.

　노년층의 경우 경추부위에 통증이 심해도 젊은 층에 비해 오히려 목의 변형은 심하지 않은 것을 종종 봅니다. 성장기에 스마트폰을 보며 자란 30대 이하의 경우 일자목은 물론 그보다 심한 경추 변형인 '역 C'자 형태를 보일 정도로 경추가 변형된 경우가 매우 많습니다. 일자목 경추 변형은 이제 거의 대부분의 사람들이 가지고 있다는 생각이

들 정도입니다. 그리고 이들 중 다수는 목디스크와 경추성두통으로 고생하게 됩니다. 본원을 찾는 두통 환자의 상당수도 경추성두통을 앓고 있는데 이러한 경추성두통은 일반적인 두통약으로는 낫지 않고 반드시 경추를 치료해야만 해결됩니다.

경추성두통은 경추부위 중에서도 상위경추의 유착과 변형 때문에 발생하는 경우가 많습니다. 따라서 목디스크 치료의 포인트가 되는 창인데의 5번, 6번 목뼈의 후관절 외에도 후두부위의 여러 근육, 상위 경추의 극돌기 등에 대한 추가치료가 필요합니다. 또한 경추성두통 환자의 경우 일자목 변형과 등굽음 증상을 함께 가지고 있는 경우가 많은데 이때 등굽음 증상을 치료해주면 경추성두통의 치료와 재발 방지에도 큰 도움이 됩니다. 이를 위해 견인치료와 추나치료를 병행하면 경추의 만곡이 조금씩 개선되는 것을 확인할 수 있습니다.

경추성두통을 도침으로 치료하면 개선효과가 매우 빠릅니다. 이와 관련한 연구들을 살펴보겠습니다. 2020년에 우리나라에서 발표한 연구로, 두통에 흔히 복용하는 NSAIDs를 처방한 소염진통제군, 도침을 쓴 도침치료군, 2가지 치료를 병행한 복합치료군으로 나눠 3주간 치료하고 4주 후까지 추적해 효과를 측정했습니다. 그 결과 소염진통제군보다 도침치료군과 복합치료군에서 통증과 기능이 개선됐습니다. 도침치료군과 복합치료군의 유의미한 차이는 없었습니다.

중국에서는 도침치료와 비슷한 침도치료를 활용해 경추성두통과 관련한 연구를 진행했습니다. 이를 위해 총 60명의 환자들을 30명씩 무작위로 배정하고 대후두신경, 소후두신경 등에 스테이로드를 주입했고, 침도로는 후두부위를 치료했습니다. 이렇게 스테로이드주사 단독치료군과 침도치료를 병행한 복합치료군을 비교했고 그 결과 복합치료군에서 평가지표가 더 개선됐고 장기적으로 유지됐습니다.

이 두 연구를 통해 도침치료는 단독으로도 소염진통제에 비해 경추성두통 치료효과가 크며, 기존의 경추성두통 치료와 결합하면 더욱 효과적인 치료가 가능함을 확인할 수 있습니다.

오십견에도 도침치료가
도움이 됩니다

오십견은 50대 나이에 많이 생기는 질환이라고 해서 붙여진 이름입니다. 하지만 요즘은 꼭 50대가 아니라 30대나 70대 이후에 나타나기도 합니다. 오십견을 다른 이름으로는 '동결견(Frozen Shoulder)' 또는 '유착성관절낭염'이라고도 부르며 어깨의 혈액순환 저하와 관련이 있습니다.

중년 이후에는 혈액순환이 저하되는데, 그중에서도 어깨로 가는 말초혈액순환이 저하되면서 어깨관절이 제대로 영양을 공급받지 못하면 기능이 위축됩니다. 이로 인해 어깨관절이 탄성을 유지하지 못해 쪼그라들고 관절이 굳어버리면서 나타나는 질환이 오십견입니다. 이처럼 오십견은 혈액순환과 관련이 있기 때문에 혈액순환으로 인한 질환이 잘 나타나는 여성이나 혈액순환이 저하된 당뇨 환자에게 많이 발병합니다. 실제로 오십견 환자의 맥과 혀 등을 진찰하면 혈액순환이 저하된 것을 종종 볼 수 있습니다.

오십견은 질환의 진행단계에 따라서 크게 3단계로 구분할 수 있습니다.

1단계는 '통증기'입니다. 약 3~6개월 정도 통증이 지속되는데, 이 기간 동안 점점 통증이 증가하면서 스스로 어깨를 움직이기 어려워지고 그러다 나중에는 어깨를 사용하지 않고 가만히 있을 때도 통증을 느끼게 됩니다. 어깨통증으로 밤에 잠을 이루기 어려운 경우가 많아 가장 힘든 시기입니다.

2단계는 '강직기'입니다. 약 4~12개월 정도 지속되는데, 이 단계의 통증은 1단계인 통증기에 비해 오히려 줄어듭니다. 문제는 강직기라는 이름처럼 관절이 굳어서 팔을 올리는 것이 어려워지기 때문에 통증은 줄어들지 몰라도 구조적으로는 더 큰 문제가 생기고 생활에 불편함을 겪게 됩니다.

3단계는 '회복기'입니다. 약 6~24개월 정도 지속되는데, 기간은 사람마다 차이가 있습니다. 통증이 많이 줄어들고 관절운동을 했을 때만 통증이 느껴집니다. 올라가지 않는 팔을 억지로 올릴 때 외에는 통증이 거의 사라집니다. 그러다 시간이 흐르면서 점점 관절을 움직일 수 있는 범위가 늘어나게 됩니다.

오십견이 나타나는 다양한 원인과 치료방법들이 알려져 있지만 그 어떤 것도 오십견을 뚜렷하게 규명하거나 효과적으로 치료할 수 있는 방법을 제시하지는 못합니다. 오히려 무리한 치료로 어깨관절을 망가뜨리는 경우도 있었습니다. 한약치료를 권하는 이유가 바로 여기에 있습니다. 도침치료는 어깨관절에 큰 손상을 주지 않으며 혈류순환을 촉진시키는 치료를 병행해 매우 효과적입니다.

대한침구의학회지에 발표된 〈침도시술 및 한방요법을 병행한 동결견 환자 5명의 증례보고〉에서 국내의 한 한방병원이 약 2~3개월간 오십견으로 입원한 환자를 대상으로 도침치료를 진행한 사례를 보여주고 있습니다. 안전하고 정확한 도침치료를 통해 통증이 많이 줄어들었을 뿐 아니라 굴곡, 외전, 내회전 등의 어깨 운동범위가 모든 방향에서 증가하는 결과를 보여주었습니다.

도침치료는 오십견으로 수축되고 딱딱해진 관절낭부위 등을 효과적으로 풀어냅니다. 특히 어깨관절의 움직임장애를 만들어내는 극하근, 소원근, 견갑하근과 같은 단축된 근육을 치료하는 데 매우 유용합니다. 또한 오십견 환자들은 척추 중에서도 흉추부위가 딱딱하게 굳은 경우가 많은데 도침치료로 흉추부위의 움직임까지 해결해주면 더욱 빠른 치료효과를 보게 됩니다. 특히 흉추는 어깨에서 매우 중요한 견갑골의 움직임과 직접적으로 관련되기 때문에 오십견뿐 아니라 다양한 어깨질환에서 꼭 치료해야 하는 부위입니다. 흉추가 굽어 있으면 어깨질환의 회복 속도가 몹시 더디게 진행되기도 합니다.

도침치료가 오십견에 효과가 있다는 사실은 여러 연구를 통해 확인됩니다. 먼저 오십견 환자 501명을 대상으로 한 연구에 따르면 도침치료군이 대조군에 비해 월등히 효과[VAS(Visual Analogue Scale), CMS(Constant-Murley Score)]가 좋을 뿐 아니라 부작용 위험도 드물다고 했습니다. 또한 도침치료는 어깨통증의 원인이 되는 염증성 사이토카인[Substance P, 5-hydroxytryptamine(5-HT) IL-10, TNF-β 등]을 줄여주기 때문에 어깨통증 개선에 효과적이라는 보고가 있으며, 조직학적으로 도침은 활액낭이 두꺼워진 현상과 거의 섬유화를 줄여주고 국소적인 병리 상태를 개선해 조직의 회복을 돕는다고 했습니다.

이제 오십견 회복에 좋은 스트레칭에 대해 알아보겠습니다.

오십견의 빠른 회복을 위해서는 스트레칭이 매우 중요합니다. 이를 위해 아래 그림과 같은 2가지 방식의 스트레칭을 추천합니다. 단, 통증이 심할 때는 무리하게 스트레칭을 해서는 안 되므로 주의가 필요합니다. 특히 오십견은 도침치료를 한다고 해서 단번에 좋아지는 것이 아니라 천천히 호전되는 특성이 있습니다. 따라서 꾸준한 스트레칭을 병행하는 것이 매우 중요합니다.

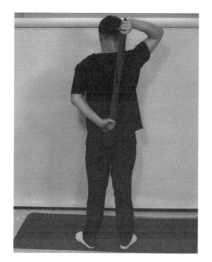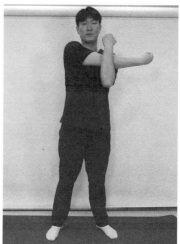

오십견은 도침치료 후에도 꾸준한 스트레칭을 병행해 관리해아 한다.

충돌증후군을 치료하면
어깨통증이 호전됩니다

오십견을 예방하는 방법을 알고 있으신가요?

오십견이 오기 전에 '충돌증후군'이라 부르는 어깨통증이 먼저 발생하는 경우가 많습니다. 따라서 이 증상이 나타나면 오십견이 올 것을 예상할 수 있습니다. 충돌증후군은 팔을 올린 견봉하낭에 충돌이 유발될 수 있는 상태에서 움직일 때 통증을 느끼게 되는 것으로, 이는 회전근개 파열과 동시에 나타나기도 하고 회전근개 파열에 앞서 나타나기도 합니다.

회전근개는 어깨관절을 감싸고 있는 4개의 근육을 말합니다. 이들 4개의 근육은 각각 극상근(Supraspinatus), 극하근(Infraspinatus), 소원근(Teres Minor), 견갑하근(Subscapularis)으로 불리며, 어깨관절의 움직임과 안정성을 유지하는 매우 중요한 역할을 합니다. 즉 이들 근육이 어깨를 자유롭게 움직이게 하면서 불안정한 어깨관절을 안정적으로 유지시켜줍니다.

이 중에서 극상근은 팔을 들어 올리는 역할을 하는데 회전근개 문제의 대부분은 이 극상근에서 시작됩니다. 극상근은 구조상 오구견봉인대 밑을 지나가게 되는데 여러 가지 이유로 오구견봉인대와 극상근이 움직이는 과정에서 충돌을 일으킵니다. 그러면 처음에는 마찰로 인해 극상근 주위에 염증과 부종이 생기고 통증이 발생합니다. 마찰이 장기화되면 오구견봉인대가 두꺼워져 극상근과의 구조적 충돌이 심해지고 움직이는 과정 중에 뚝뚝 소리가 나는 충돌증후군으로 발전하게 됩니다. 극상근 외의 회전근개를 구성하는 극하근, 소원근, 견갑하근도 충돌증후군에 영향을 미칩니다. 이들 세 근육이 단축돼서 제 기능을 못하면 팔을 들어 올릴 때 팔을 아래로 잡아당겨주지 못해 오구견봉인대와의 충돌이 더욱 심해지는 원인이 됩니다.

〈충돌증후군〉

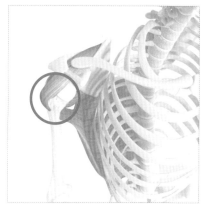

〈극하근, 소원근, 견갑하근의 역할〉

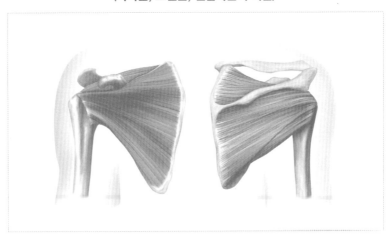

　회전근개 파열과 어깨의 석회화도 치료에서 매우 중요하지만 실제 환자들을 치료하다 보면 어깨통증을 일으키는 핵심은 충돌증후군이라는 생각이 듭니다. 충돌증후군은 초음파나 MRI와 같은 영상진단 없이 간단한 이학적 검사로도 감별이 가능하며 치료도 비교적 간단합니다.

　충돌증후군을 치료하는 데도 도침치료가 매우 효과적입니다. 중국에서 발표한 논문에서도 충돌증후군에 대한 도침치료의 효과를 증명했습니다. 충돌증후군 환자 60명의 사례를 가지고 도침치료와 수기치료 병행군, 리도카인 등의 주사치료와 수기치료 병행군을 비교했습니다. 어깨관절 5부위의 압통부위에 매주 1회, 총 3~5회의 도침치료를 진행한 결과, 도침치료와 수기치료를 병행할 때 치료율이 유의미하게 높았습니다.

　실제 충돌증후군 환자에게 도침치료를 진행해보면 증상이 매우 빠르게 호전되는데, 그 이유는 다음과 같습니다.

첫 번째, 충돌을 일으키는 오구견봉인대가 두꺼워지고 과도하게
긴장된 것을 도침으로 안전하게 치료할 수 있습니다.

두 번째, 팔을 움직이는 과정에서 팔을 아래로 당겨야 하는 극하근,
소원근, 견갑하근의 단축에 매우 효과적입니다.

세 번째, 충돌증후군 환자들은 흉추가 딱딱하게 굳어 어깨 움직임
에 관여하는 날개뼈의 움직임이 비효율적인 경우가 많은데 도침이 흉
추의 가동성을 효과적으로 높여줍니다.

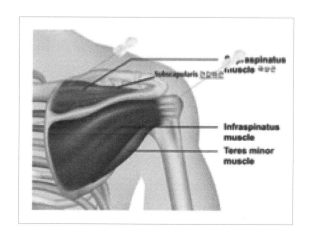

이와 더불어 흉추의 딱딱함과 굽음을 해결할 수 있는 추나치료를
병행할 경우 치료효과는 더욱 높아집니다.

《동의보감》에서 어깨가 아픈 증상은 기혈이 막힌 경우, 풍습으로
인한 경우, 칠정 즉 스트레스로 인한 경우에 많다고 했습니다. 실제
어깨통증 환자를 진료해보면 당뇨나 그 밖의 이유로 혈액순환 능력이

떨어진 경우, 몸에 쌓인 노폐물로 어깨뿐 아니라 온몸이 무겁다고 호소하는 경우가 많습니다. 스트레스를 유독 심하게 받는 경우도 마찬가지입니다. 몸속 노폐물을 제거하고 혈액순환 능력을 높여주는 데는 한약치료가 도움이 됩니다.

도침치료와 추나치료, 한약치료를 병행하면 어깨통증이 놀랄 만큼 빠르게 호전됩니다. 본원에서는 요즘 어깨통증을 줄이고 어깨를 장기적으로 강화시키면서 척추를 바르게 정렬시키는 데 도움을 주는 어깨운동장치를 개발하고 있습니다. 완성되면 테스트를 거쳐 어깨통증으로 고생하는 환자분들에게 유용한 치료기기로 사용할 계획입니다.

도침**치료**사례

"충돌증후군을 치료하고 어깨통증이 호전되었어요"

어깨통증으로 내원한 60대 여성 환자분의 사례입니다. 손녀의 육아를 돕느라 팔과 어깨를 사용할 일이 많다 보니 어깨가 아프기 시작했고, 어깨통증 때문에 잠을 이루기도 어렵고 팔을 뒤로 돌리기도 어려운 상태가 됐습니다. 정형외과에서 여러 차례 주사치료를 받았지만 효과가 지속되지 못하자 어깨근육 파열을 치료할 수 있는 수술을 권유받았다고 했습니다.

환자분의 어깨 움직임을 관찰하며 몇 가지 검사를 해본 결과 충돌증후군으로 진단됐고 이에 도침치료를 진행했습니다. 환자분은 근본적으로 몸이 차면서 노폐물이 많이 쌓이는 체질이라 여기에 맞는 한약처방도 했습니다. 총 3회의 도침치료와 한약치료를 병행하고 나니 어깨통증이 사라지고 움직임이 좋아졌습니다.

만성어깨통증의 많은 경우가 충돌증후군에서 시작됩니다. 더 늦기 전에 적절한 치료를 통해 충돌증후군이 오십견이나 만성어깨질환으로 발전하지 않도록 하는 것이 무엇보다 중요합니다.

오래된 테니스엘보와
골프엘보도 치료해야 합니다

같은 팔꿈치통증이라도 통증이 팔꿈치 바깥쪽에 있을 때는 '테니스엘보', 통증이 팔꿈치 안쪽에 있을 때는 '골프엘보'라고 부릅니다.

테니스엘보는 테니스를 즐기는 사람들에게서 많이 발생해 붙여진 이름입니다. 정확한 병명은 '상완골외측상과염'입니다. 상완골 외측에는 손목과 손가락을 펼 때 작용하는 근육들이 붙어 있는데, 물건을 집어 들거나 손가락에 힘을 줄 때 이 근육들에 힘이 가해집니다. 이 근육들에 지속적으로 힘이 누적되면 팔꿈치의 바깥쪽 뼈, 즉 외측상과부위의 뼈를 근육이 잡아당기면서 통증이 발생합니다.

국내의 한 조사에 따르면 팔을 반복적으로 쓰는 것과 관련 없는 직업군에서는 테니스엘보 유병률이 0.2~0.3% 정도로 나왔지만 팔을 반복적으로 많이 쓰는 직업군에서는 테니스엘보 유병률이 4~5%로 높아졌습니다. 즉 팔을 많이 쓰는 직업군에서는 테니스엘보에 걸릴 확률이 10배 이상 높아집니다. 실제 테니스엘보 환자분들을 진료해보면 일할 때 팔을 유난히 많이 사용하는 것을 알 수 있습니다. 특히 일부러 도침치료를 받으러 오는 환자분들을 보면 직업 특성상 휴식을 취하기 어려워 만성화된 경우가 많습니다.

반면, 팔꿈치의 안쪽에서 발생하는 골프엘보는 꼭 팔을 많이 사용해서라기보다는 흉추의 움직임에 문제가 있거나 소화기가 좋지 않은 경우 많이 발생합니다. 예민하거나 스트레스를 많이 받는 경우에도 골프엘보 환자가 많습니다. 따라서 골프엘보를 치료할 때는 팔꿈치 자체에 대한 치료는 물론 흉추와 소화기 기능을 비롯한 몸 전체를 종합적으로 치료하는 것이 필요합니다. 물론 테니스엘보의 경우에도 팔꿈치통증을 줄인 후 몸 전반적인 상태를 점검하는 것이 좋습니다.

《동의보감》에 팔꿈치통증과 관련한 재미있는 구절이 있습니다. '외형' 편에 보면 "폐와 심장에 사기가 있다면 그 사기는 폐와 심장의 경맥을 따라 양쪽 팔꿈치로 들어간다."고 했습니다. 폐와 심장은 뒤쪽의 흉추에 의해서 보호받고 있습니다. 그런데 폐와 심장의 기능이 나빠지면 이 흉추가 딱딱하게 굳어버립니다. 이런 경우 2차적으로 테니스엘보, 골프엘보와 같은 팔꿈치질환이 발생하게 됩니다. 폐와 심장이 직접적으로 팔꿈치와 관련되는지 여부는 불분명하지만, 폐와 심장의 기능 상태와 흉추의 움직임까지 생각해보면 팔꿈치와의 연관성은 분명합니다.

이를 보면 옛날 한의사들에게는 일차적 연관성이 아닌, 몇 단계에 걸쳐 연관성을 파악하고 원인을 명확히 바라보는 치료의 지혜가 있었구나 하는 생각이 듭니다. 오히려 현대에 와서 즉각적이고 직접적인 원인만을 치료하는 것으로 시야가 좁혀지지 않았나 하는 생각도 합니다. 현대의 한의사인 저와 동료들은 먼 옛날 한의사들의 지혜와 통찰에서 배워가며 근본적이고 장기적인 치료를 하기 위해 꾸준히 노력 중입니다.

테니스엘보와 골프엘보는 초기에 휴식만 취해도 나아지는데, 안타깝게도 팔꿈치는 휴식을 취하기 어렵고 지속적으로 사용해야 하기 때문에 제대로 치료하지 못하다가 결국 근육과 인대가 딱딱해지는 유착으로 발전하게 됩니다. 유착이 발생하면 팔을 사용할 때마다 통증을 느끼게 되고 이것이 지속되면 차츰 휴식 중에도 팔꿈치통증을 느끼거나 팔에 힘이 빠지기도 합니다. 심지어 손으로 가벼운 물건을 집기도 어려울 정도로 통증이 심한 경우도 있습니다. 유착이 발생하면 기존 치료법들인 물리치료나 소염진통제 복용, 스테로이드주사 등의 약물치료 효과가 떨어집니다. 이미 유착으로 발전한 경우 도침치료를 받는 것이 가장 효과적입니다.

팔꿈치질환을 도침으로 치료한 후에는 척추견인장치를 이용한 치료도 실시합니다. 팔꿈치질환은 결국 흉추를 비롯한 척추를 펴줄 때 치료효과가 높고 재발도 방지되기 때문입니다.

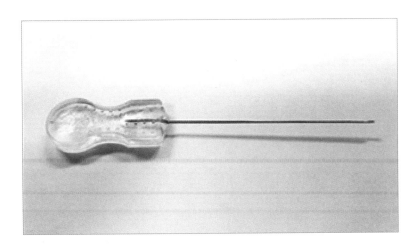

"내과치료와 도침치료를 병행했어요"

팔꿈치통증으로 본원을 찾은 제 고교시절 친구의 사례입니다. 친구는 정형외과에서 주사도 맞아봤지만 통증이 계속된다고 했습니다. 진단 결과 팔꿈치통증은 유착 때문이었고 보다 근본적으로는 예민한 성격과 소화기 기능 저하에 따라 생긴 노폐물, 즉 '담음'이 쌓인 탓이었습니다.

우선 일차적 통증 치료를 위해 도침치료를 실시했고 도침으로 팔꿈치부위 유착을 풀어내니 통증이 사라졌습니다. 평소 소화기가 좋지 않은 친구에게 한약치료도 병행했더니 팔꿈치 문제가 아주 잘 해결됐습니다. 이번 치료를 통해 친구는 우리 몸 속의 문제들이 서로 연관성을 갖는다는 것까지 이해하게 됐습니다.

3

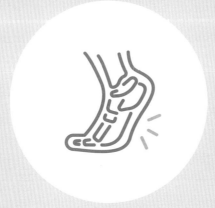

우리 몸의 이동 동력 골반과 다리

대퇴골두무혈성괴사

고관절 관련 질환은 처음에는 고관절부위의 통증으로 시작하지만 점차 대퇴골두무혈성괴사 상태로 진행되고 결국 인공관절수술에 이를 수 있는 매우 무서운 질환입니다. 게다가 이 질환은 비교적 젊은 층에서 발생하는 것이어서 더더욱 주의가 필요합니다. 다른 이름인 '고관절무혈성괴사'로도 불리는데, 대퇴골두가 무혈성인 상태, 즉 혈액순환이 저하된 상태가 되면서 뼈가 괴사되는 질환입니다. 20대부터 40대 사이의 남성에게 많이 발생하며 고관절의 뼈조직이 파괴되는 것이 특징입니다. 미국에서는 매년 2만 명의 환자가 발생하며, 최근 우리나라에서도 관련 환자가 급격히 늘고 있습니다.

발병 원인으로는 정형외과적 원인과 내과적 원인이 있습니다. 정형외과적 원인으로는 선천적 대퇴골의 기형, 탈구나 골절 등이 있으며, 내과적 원인으로는 음주와 스테로이드 복용이 있습니다. 모든 관절이 제 기능을 각자 잘 수행하기 위해서는 '혈액 공급'이 매우 중요합니다. 그런데 척추를 비롯한 대부분의 조직들은 혈관이 잘 발달돼 있는 반면, 대퇴골은 해부학적으로 하나의 동맥에 의해서만 혈액이 공급될 뿐 그 외의 보조혈관이 없습니다. 그렇다 보니 혈관이 막히거나 손상되면 대퇴골두에 혈액이 공급되지 않아 쉽게 괴사가 발생합니다.

가장 중요한 원인은 스테로이드의 과다사용과 과도한 음주입니다. 스테로이드는 척추관절질환 외에도 다양한 질환에 널리 쓰이는 치료방법이며 염증을 억제시키는 효과가 매우 뛰어납니다. 하지만 혈관을 수축시키고 뼈의 퇴행을 가속화하는 부작용이 있습니다. 이 부작용으로 인해 발생할 수 있는 질환이 바로 대퇴골두무혈성괴사입니다. 그런데 모순되게도 이 질환을 가진 환자분들의 경우 통증부위가 허리디스크와 헷갈리기 쉬워 병원에서 허리부위에 스테로이드주사를 놓는 경우가 많습니다. 그리고 이것은 대퇴골두무혈성괴사를 더욱 악화시킵니다. 특히 초기의 대퇴골두무혈성괴사는 고관절부위에 X-ray 촬영을 하더라도 발견이 쉽지 않아 제때 적절한 치료를 하기가 매우 어렵습니다. 결국 치료를 위해 병원을 찾지만 잘못된 허리 치료와 그 과정에서 사용되는 스테로이드로 인해 고관절질환이 더욱 악화될 수 있기 때문에 매우 세심한 주의가 필요합니다. 특히 선천적으로 또는 질병으로 인해 간기능이 약한 경우에도 스테로이드의 부작용이 나타날 확률이 높아서 대퇴골두무혈성괴사가 쉽게 발생할 수 있습니다.

과도한 음주도 원인이 될 수 있습니다. 마시는 양도 중요하지만 일주일에 4회 이상의 잦은 음주 또한 문제입니다. 선천적으로 간기능이 약하거나 지방간 등으로 간기능이 떨어진 경우 음주를 자주 하게 되면 대퇴골두무혈성괴사가 더욱 쉽게 발생합니다.

대퇴골두무혈성괴사는 무서운 특징을 갖고 있습니다. 한쪽에 괴사가 발생하면 반대쪽에도 발생할 확률이 무려 60%나 된다는 점입니다. 따라서 통증이 나타나는 고관절부위만 치료할 것이 아니라 근본 원인이 되는 간기능 저하와 혈류순환 저하를 함께 개선해야 합니다.

대퇴골두무혈성괴사는 매우 골치 아픈 질환입니다. 초기증상이 많이 없는 데다 한참 진행된 후에 발견되는 경우가 많아 세심한 관찰과 주의가 필요합니다. 고관절부위가 시큰거리거나 땅바닥에 앉는 양반다리 자세가 불편하다면 이 질환 초기가 아닌가 의심해봐야 합니다. 그리고 통증부위가 허리에서 무릎까지 걸쳐 있기 때문에 허리디스크나 무릎관절염과 혼동하는 경우가 많아 잘못된 치료를 하거나 병을 키우기도 쉽습니다.

대퇴골두무혈성괴사를 진단하는 첫 번째 방법은 환자가 느낀 증상을 확인하는 것입니다. 두 번째 방법은 X-ray 검사입니다. 하지만 초기에는 고관절 뼈의 변형이 나타나지 않기 때문에 X-ray 검사로도 발견이 어렵습니다. 그러니 X-ray에서 정상이었다 해도 절대 안심해서는 안 되고 질환 초기일 수 있다는 의심을 한 번쯤 해보는 것이 좋습니다.

세 번째 방법은 MRI 검사입니다. MRI는 초기의 대퇴골두무혈성괴사를 파악하는 매우 유용한 검사법으로 진단뿐 아니라 괴사의 진행과정까지 상세히 보여주기 때문에 고관절부위에 통증을 느낀다면 MRI 검사를 적극 추천합니다.

대퇴골두무혈성괴사를 비롯한 고관절질환 환자들은 장시간 의자에 앉아 있는 생활과 비만을 경계해야 합니다. 양반다리라 불리는 한국의 좌식 문화는 고관절에 특히 치명적입니다. 다리를 꼬거나, 옆으로 누워서 TV를 보거나, 짝다리를 짚는 등의 생활습관은 고관절을 손상시키기 때문에 반드시 피해야 합니다. 양반다리를 할 때 통증이 있거나 양쪽 무릎이 바닥을 향해 내려가는 각도에 차이가 있다면 고관절 문제를 의심해볼 필요가 있습니다.

대퇴골두무혈성괴사의 새로운 대안_도침치료

고관절질환의 치료는 보존적 치료와 수술적 치료로 크게 구분됩니다. 보존적 치료로는 약물치료와 물리치료를 시행하는데, 소염진통제를 기본으로 해서 통증 정도와 고관절염의 원인에 따라 항생제나 항결핵제를 투여하기도 합니다. 하지만 약물치료만으로는 증상을 완화시키기 어렵습니다. 고관절에 관한 시술로는 관절 국소부위에 연골주사로 흔히 알려진 히알루론산을 주사해 부종과 염증을 가라앉히거나, 고관절 주변의 인대와 근육에 관련된 신경통을 줄이는 신경차단술을 하거나, 그 외 주변 인대나 건부위를 증식시키는 프롤로테라피 등의 주사치료를 하기도 합니다. 하지만 이 역시 효과가 미미해서 결국 대퇴골두 변형이 진행돼 인공관절치환술에 이르는 경우가 많습니다. 수술이 효과적이기는 하지만 대퇴골두무혈성괴사가 비교적 젊은 나이에 발병하는 점, 많은 경우 한쪽이 아닌 양쪽 모두에서 발생하는 점을 고려할 때 수술 외에 효과적인 방법의 개발이 절실합니다.

수술이 아닌 효과적 치료법으로 도침치료와 한약치료가 큰 도움이 될 것입니다. 고관절 주변부의 인대와 근육이 굳어지면 통증과 운동을 제한하게 되고 인대와 근육의 강직이 오랫동안 지속되면 뼈가 변형되는 현상이 나타나게 됩니다. 이때 도침을 쓰면 고관절 주변부의 압력을 풀어 가동성을 높이고 혈액순환과 조직의 재생을 도와줍니다. 즉 도침으로 고관절 주변의 인대와 중둔근, 내전근 등을 치료하면 통증 개선과 관절운동 개선은 물론 뼈의 변형 속도를 늦추거나 멈출 수 있습니다. 이처럼 고관절 주변의 근육과 인대를 치료해 뼈의 상태까지 개선시킬 수 있는 도침요법은 매우 획기적인 치료방법입니다.

또한 대퇴골두무혈성괴사에 일반 침치료보다 도침치료 효과가 우수하다는 것도 우리나라와 중국에서 여러 차례 보고됐습니다. 특히 중국에서는 Ficat-Arlet 1~2기인 대퇴골두무혈성괴사 환자 60명을 대상으로 침도(도침)치료와 일반침치료를 비교했습니다. 그 결과 침도치료와 일반침치료 모두 이 질환에 대한 개선효과가 있었지만 침도치료군에서 더욱 우수한 효과를 보여주었습니다. (91점 vs. 83점)

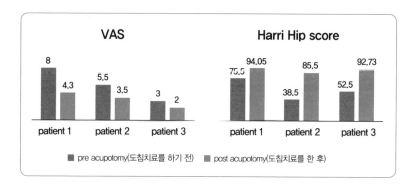

대퇴골두무혈성괴사는 단순 근골격계질환이 아닌 간기능에서 비롯된 내과적 질환이기 때문에 근본적 치료를 위해서는 간기능 개선과 혈류순환 개선이 필요합니다. 저는 여기에 한약치료가 큰 역할을 할 수 있다고 생각합니다.

대퇴골두무혈성괴사의 한약치료와 관련해 타이완에서 진행한 연구가 있어 소개합니다. 인공관절치환술을 받지 않은 대퇴골두무혈성괴사 환자 1680명을 대상으로 연구를 진행했습니다. 이 중 한약을 사용한 환자들은 1028명이었고 한약을 사용하지 않은 환자들은 652명이었습니다. 한약을 사용한 환자들 중에 인공관절치환술을 받을 정도로 상태가 악화된 경우는 18.2%였고 한약을 사용하지 않은 환자들

중에는 25.4%가 인공관절치환술을 받았습니다. 한약 사용이 대퇴골
두무혈성괴사의 진행을 막아 인공관절치환술까지 이르는 것을 막는
데 도움이 됨을 보여주는 고무적인 결과입니다.

고관절질환에 좋은 운동법

평소 고관절에 연결된 근육들을 스트레칭으로 충분히 늘려주고 약
화되기 쉬운 근육들은 강화시켜주는 것이 고관절질환 치료에 도움이
됩니다. 고관절에 좋은 운동으로 '런지 스트레칭'과 '브리지'라는 운동
이 있습니다.

만약 위의 운동들이 하기에 부담스럽다면 누워서 보다 쉽게 할 수
있는 '발끝 치기' 운동을 꾸준히 해줘도 좋습니다. 발끝 치기는 누워서
뒤꿈치를 붙이거나 양발을 가볍게 뗀 상태에서 양쪽 엄지발가락이 서
로 반복적으로 부딪치게 하는 운동입니다. 매일 잠자기 전 자리에 누
워서 100개씩만 꾸준히 하면 고관절을 이완시키고 통증을 없애는 데
큰 도움이 됩니다. 고관절뿐 아니라 허리통증 등 전반적인 척추관절
통증에 매우 좋으니 꾸준히 실천해보기를 권합니다.

〈발끝 치기 운동〉

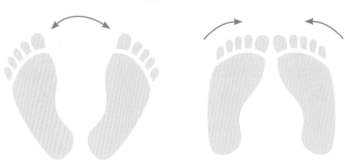

척추·관절 도침치료가 정답이다

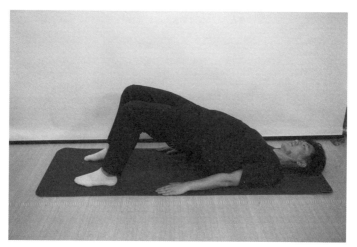

브리지는 약해지기 쉬운 둔근을 강화하고 햄스트링을 스트레칭하는 데 도움을 준다.

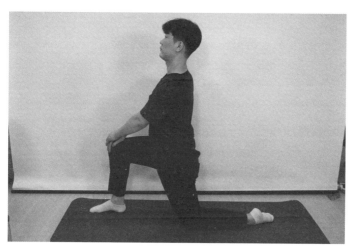

런지 자세로 골반에 부착된 근육들을 효과적으로 이완시킨다.

고관절통증 도침치료 사례

김○○ 님은 은퇴 후에도 항상 활기차고 에너지 넘치는 생활을 해왔습니다. 어느 날 텃밭에서 작물을 돌보던 중 엉치부위에 통증을 느껴 급히 척추전문병원을 찾았습니다. MRI 검사 결과 허리디스크 진단이 내려지자 4주에 걸쳐 도수치료를 받았습니다. 하지만 차도가 없어 다른 방법을 고민하던 차에 도침치료에 대해 듣고 본원을 찾았습니다.

환자분의 통증부위를 자세히 살펴보니 허리디스크로 인한 통증이라기보다는 고관절로 인한 질환으로 보였습니다. 고관절부위에 도침치료를 했더니 1회 치료 만에 빠른 회복을 보였습니다. 그런데 그후로도 계속해서 텃밭농사를 지으며 무리를 하다 보니 다시 통증이 찾아왔습니다. 허리 숙여 물건을 들고 운반하는 동작을 반복했는데 어느 날부터인가 허리를 숙이려 하면 너무 심한 통증이 느껴진다고 했습니다. 허리 숙일 때 통증이 심한 것은 디스크가 부풀어 올랐기 때문입니다. 고관절통증을 치료하고 나니 이번에는 허리디스크가 발병한 것입니다. 원인은 바로 몸 상태가 감당하기 힘든 무리한 농사였습니다. 허리로 옮겨온 증상 역시 도침치료로 회복할 수 있었습니다. 김○○ 님처럼 많은 환자들이 허리와 고관절에 모두 질환이 있음에도 이를 놓치는 경우가 많습니다. 허리를 오랜 시간 치료했음에도 잘 낫지 않는다면 반드시 고관절에 문제가 있지 않은지 의심하고 확인해보는 것이 필요합니다.

족저근막염

아침에 일어나 첫발을 디딜 때 발뒤꿈치가 아프다면 족저근막염을 의심해봐야 합니다. 발바닥에 위치한 족저근막에 염증이 생기는 질환으로 특히 아침에 일어나 처음 바닥을 디딜 때나 장시간 의자에 앉았다 일어나 움직이려 할 때 통증이 더욱 심한 것이 특징입니다.

걷기운동의 효과가 익히 알려져 만보걷기가 유행이지요? 그런데 발이 평발이거나 체중이 많이 나가 발에 가해지는 하중이 큰 경우, 또 발끝까지의 혈액순환 능력이 떨어지는 경우에는 만보걷기를 하다가 오히려 통증이 생기는 경우가 많습니다. 심하면 족저근막염의 원인이 되기도 하고요.

건강보험심사평가원에 따르면 2015년에 19만 명 정도이던 족저근막염 환자가 2019년에는 27만 명으로 5년 동안 약 43%가 증가했다고 합니다. 여기에는 만보걷기, 등산과 같이 일상에서 운동을 즐기는 사람들이 늘어났지만 동시에 운동할 때 스트레칭 부족, 평발 등의 발 형태 이상, 과체중 등의 부정적 요인도 늘어난 것이 영향을 미칩니다. 족저근막염이 발생하면 처음에는 아침에 첫발을 디딜 때 통증을 느끼는데 이때는 휴식과 가벼운 물리치료를 통해 해결됩니다. 하지만 반복적으로 족저근막염이 발생하면 발뒤꿈치를 넘어 종아리까지도 통증이 번지다가 나중에는 기존의 치료로는 효과를 느낄 수 없어 수술에 이르는 경우도 많습니다.

이러한 족저근막염의 통증도 결국은 다른 척추관절질환과 마찬가지로 염증과 유착이 원인이라고 볼 수 있습니다. 즉 최초 발생한 족저근막염의 통증은 염증이 원인이기에 휴식을 취하면 우리 몸의 치료작용에 의해 염증이 나으면서 통증도 사라집니다. 하지만 조직이 변성되고 딱딱해지는 유착단계로 발전하면 이것이 해결되지 않는 한 통증이 지속되는 경우가 많아집니다. 바로 이때 침 끝이 칼 모양인 도침을 쓰면 유착에서 비롯된 오래된 족저근막염을 효과적으로 치료할 수 있습니다.

도침과 비슷한 칼 모양의 바늘로 족저근막염을 치료한 결과 스테로이드주사로 치료했을 때보다도 효과가 좋았다는 연구가 있습니다. 족저근막염 환자 61명을 대상으로 한 연구로, 미세한 칼 모양의 바늘을 활용한 경우가 첫발을 디딜 때의 통증이나 활동 시의 통증 등 전반적인 면에서 스테로이드주사를 맞았을 때보다 더 나은 치료효과를 보여주었습니다. 이러한 결과가 나온 것은 치료를 받은 족저근막염 환자들의 증상이 염증보다는 유착이 많았기 때문으로 생각됩니다. 스테로이드주사는 염증을 줄이는 데는 강력한 효과가 있지만 유착은 오히려 강화시키는 역효과를 낼 수 있습니다.

혹시나 오래된 발바닥통증, 즉 족저근막염이 있는데 다양한 치료로도 효과를 보지 못하고 있다면 도침치료를 받아보기를 권합니다. 나아가 족저근막염을 도침으로 치료할 때 한약치료를 병행하면 더욱 효과적입니다.

한의학에서는 족저근막염을 오장육부 중 신장이 허약해진 상황에서 나타나는 통증으로 생각합니다. 여기서 신장은 인체의 노화를 상징합니다. 젊을 때는 신장의 기운이 충실하지만 나이가 들어감에 따라 신장의 기운이 고갈돼 여러 가지 질병이 나타나는데 족저근막염도 그중 하나입니다. 젊을 때는 족저근막의 탄력성이 좋아 울퉁불퉁한 산길을 아무리 걸어도 발바닥을 잘 지탱해줄 뿐만 아니라 회복도 빨라서 통증을 느끼지 않습니다. 하지만 나이가 들면서 발바닥의 혈류순환이 약해지고 족저근막의 탄력성도 떨어져 조금만 무리하면 염증이 생기고 통증을 느끼게 됩니다. 따라서 도침치료와 함께 발바닥의 혈류순환을 강화시키고 몸 전체의 노화를 완만히 조절해주며 신장의 기운을 북돋아주는 한약치료를 병행하면 매우 효과적입니다.

족저근막염 환자가 스스로를 관리할 수 있는 방법 몇 가지를 소개합니다.

첫 번째, 스트레칭입니다. 수건 끝을 엄지발가락과 집게발가락 사이에 끼고 다른 한쪽 끝은 손으로 잡은 다음 발가락을 이용해 수건 끝을 당겼다 놨다 해보세요. 이렇게 하는 동안 딱딱해진 족저근막이 이완되기 때문에 통증 해소는 물론 재발을 예방할 수 있습니다.

두 번째, 발바닥의 쏙 들어간 부분, 즉 아치에 딱 맞는 신발 깔창을 사용합니다. 아치가 평발에 가깝게 평평하거나 까치발에 가까운 경우 족저근막염이 생기기 쉽습니다. 발 안쪽에 아치가 있는 것은 바닥에 발을 디딜 때 전해지는 충격을 발 전체에 골고루 퍼트리기 위함인데, 힘을 분산하는 역할을 하는 아치가 무너져 있는 평발이거나 너무 높은 까치발이라면 보통의 발에 비해 족저근막에 지속적으로 무리를 줄 수밖에 없습니다. 따라서 이런 경우는 본인의 발 모양에 맞는 기능성 깔창을 사용하는 것이 좋습니다.

세 번째, 골반이 비틀어졌다면 추나치료를 받거나 발끝 치기를 해줍니다. 족저근막염은 한쪽 발에만 나타나는 경우가 많습니다. 이는 족저근막염이 나타나는 발 쪽으로 체중이 더 많이 실리기 때문입니다. 골반이 비틀어져서 한쪽으로 무리하게 힘이 실리면 족저근막염으로 발전합니다. 따라서 틀어진 골반을 바로잡아 체중을 두 다리에 고루 분산시켜야 합니다. 추나치료를 받거나 발끝 치기를 하면 좋습니다. 특히 발끝 치기는 발끝까지 혈액순환이 활발하게 이뤄지도록 돕는 운동이기 때문에 골반이 틀어지지 않은 경우라면 족저근막염을 예방하는 데 매우 좋습니다.

마치며

의욕적으로 책 집필을 시작했지만 막상 시작하고 보니 만만한 일이 아니었습니다. 충분한 자료를 모았다고 생각했지만 책을 쓰는 과정에서 그동안 모은 자료들의 부족함도 느꼈습니다. 하지만 척추관절질환에 도침치료가 분명한 효과가 있는 만큼 좀 더 빨리 많은 분들이 이 치료를 이용했으면 하는 조급한 바람으로 집필 작업을 서두르게 됐습니다. 혹시라도 부족한 점이 있더라도 매일 진료하며 틈틈이 시간을 내어 쓴 책인 만큼 너그러이 이해를 부탁드립니다.

그동안 척추관절질환 치료는 크게 주사치료와 수술치료를 통해 이뤄져왔습니다. 하지만 점점 평균수명이 늘어남에 따라 협착증, 관절염과 같은 만성척추관절질환도 늘어났고, 빠른 효과만큼이나 다양한 부작용이 존재하는 주사치료와 수술치료가 정답인가에 대한 의문도 커지고 있습니다. 또한 의자에 앉는 생활습관으로의 변화는 역설적으로 젊은 척추관절질환 환자를 양산하고 있습니다. 의자에 앉다 보니 근육이 약해지고 여기에 불규칙한 식습관과 수면습관이 더해지며 일자목, 목디스크, 허리디스크 등 젊은 척추관절질환이 줄어들지 않고 있습니다. 잘못된 생활습관 속에서 통증이 반복적으로 나타나는 젊은 척추관절질환 환자들의 치료 역시 부작용이 존재하는 주사치료와 수술치료가 정답은 아닐 것입니다.

그동안 수많은 척추관절질환 환자분들을 진료하면서 그분들에게 고맙다는 말을 참 많이 했습니다. 그 이유는 그분들의 진료 과정을 통해 돈을 주고도 얻지 못할 살아 있는 척추관절 지식을 배우게 됐기 때문입니다. 여러 치료에도 낫지 않던 환자분들이 도침치료 몇 회 만에 호전되는 것을 보며 많은 통증들이 결국 딱딱하게 굳어진 근육과 인대의 유착에서 비롯된다는 귀중한 배움을 얻었습니다. 또한 한의학에서 한열허실이라 말하는 내과적 불균형이 척추관절질환의 통증을 더욱 악화시키는 경우를 여러 차례 목격하며 척추관절질환 치료의 완성은 내과적 균형을 맞춰주는 데 있다는 것을 알게 됐습니다. 그렇기 때문에 유착을 풀어주는 도침치료와 내과적 균형치료에 장점이 있는 한약치료는 현대인의 척추관절질환 치료에 널리 쓰여야 할 귀중한 보물이라 생각합니다.

많은 분들이 한의학에 대해 비과학적이다, 즉각적 효과가 없다며 오해를 하곤 하셨습니다. 처음 한의사가 됐을 때는 그런 오해를 받을 때마다 참 마음이 쓰리고 아팠습니다. 하지만 환자분들을 치료한 경험이 쌓이면서 언젠가 딱 한 번 그분들이 한의학을 경험한다면 더욱 열렬한 지지자로 바뀔 것이라는 확신이 들었습니다. 이 책을 쓰는 궁극적인 이유도 이 책을 통해 한의학을 지지하고 애정을 갖는 분들이 조금이라도 더 생겼으면 하는 바람 때문입니다. 단지 제가 하는 일이기 때문이 아니라, 너무나 많은 분들의 척추관절질환 치료에 도움을 줄 수 있는 일이기 때문입니다.

　　모쪼록 보다 많은 분들이 한의학을 만나서 척추관절질환을 건강하게 치료하셨으면 하는 바람입니다. 또한 질병뿐 아니라 사람을 바라보려 하는 한의학의 전인적 치료가 스트레스에 지친 현대인들에게 큰 위안이 되고 힘이 됐으면 하는 바람입니다. 마지막으로 이 책을 쓰기까지 함께 연구했던 마디로한의원의 원장님들, 기꺼이 치료 사례 수록을 허락해주신 환자분들께 깊은 감사를 표합니다.

2021년 12월

마디로한의원 대표원장 손영훈 드림

척추·관절 도침치료가 정답이다

초판1쇄발행 · 2021년 12월 15일

지은이 · 마디로한의원
펴낸이 · 김승헌
외주 책임편집 · 이희원
외주 디자인 · 유어텍스트
교정교열 · 염현정

펴낸곳 · 도서출판 작은우주 | 주소 · 서울특별시 마포구 양화로 73, 6층 MS-8호
출판등록일 · 2014년 7월 15일(제2019-000049호)
전화 · 031-318-5286 | 팩스 · 0303-3445-0808 | 이메일 · book-agit@naver.com

Copyright ⓒ 2021, 손영훈

정가 16,000원 | ISBN 979-11-87310-60-0

| 북아지트는 작은우주의 성인단행본 브랜드입니다. |